U0339726

养肺就是养护五脏六腑

老专家
给中国人的
护肺指南

沈帼男/著　良石/整理

湖南科学技术出版社

·长沙·

图书在版编目（ＣＩＰ）数据

老专家给中国人的护肺指南 / 沈帼男著. — 长沙：
湖南科学技术出版社，2023.7
　ISBN 978-7-5710-2303-4

　Ⅰ．①老… Ⅱ．①沈… Ⅲ．①补肺－养生(中医)－
指南 Ⅳ．①R256.1-62

中国国家版本馆 CIP 数据核字(2023)第 151530 号

LAOZHUANJIA GEI ZHONGGUOREN DE HUFEI ZHINAN

老专家给中国人的护肺指南

著　　者：沈帼男
出 版 人：潘晓山
责任编辑：李　忠　杨　颖
出版发行：湖南科学技术出版社
社　　址：长沙市芙蓉中路一段 416 号泊富国际金融中心
网　　址：http://www.hnstp.com
湖南科学技术出版社天猫旗舰店网址：
　　　　　http://hnkjcbs.tmall.com
邮购联系：0731-84375808
印　　刷：长沙新湘诚印刷有限公司
　　　　　（印装质量问题请直接与本厂联系）
厂　　址：长沙市开福区伍家岭街道新码头路 9 号
邮　　编：410008
版　　次：2023 年 7 月第 1 版
印　　次：2023 年 7 月第 1 次印刷
开　　本：880mm×1230mm　1/32
印　　张：6
字　　数：132 千字
书　　号：ISBN 978-7-5710-2303-4
定　　价：58.00 元

前　言

　　人体是一个完美的自组织系统，五脏六腑各司其职，相互协作、相互配合，共同维持人体的生命健康。而肺作为呼吸系统最重要的组成部分，其职责主要是把身体所需的"营养品"——氧气输送给毛细血管，把血液中的"废品"——二氧化碳排出体外，以此维系人的生命。肺一旦受到伤害，呼吸道是首当其冲的受害者，除此之外还可能引发感冒、肺炎甚至肺癌等病症。有数据表明，在我国恶性肿瘤死亡的原因中，肺癌排在第一位，男性发病率和死亡率最高的肿瘤为肺癌，女性为乳腺癌和肺癌。

　　中医学认为，肺为"华盖"，像伞一样保护着我们的五脏六腑。肺又是娇脏，最易受外邪所侵，如果肺不好，其他脏器也容易被外邪所侵扰。肺又主呼吸、朝百脉、主皮毛、主行水，肺生病了，就会连累其他脏器出现病症，影响全身的健康，如呼吸功能变差、各器官供氧不足、气血循环和水液代谢不畅、头发和皮肤不好等。

　　这就是说，无论从西医看还是中医看，肺的健康都应该受到重视。

　　本书汇集了84岁老中医、"抖音"粉丝124万的沈绍功男老专家60年临床施治经验，是对治疗呼吸道、肺病方面的经验总结，特别是对近年来肺部结节病灶的预防和治疗，有很好的方法和疗效。沈老坐诊中国中医科学院北京西苑医院，一号难求，全国各地的患者线上线下排队，想尽办法也挂不上沈老的专家号。为解更多患者的燃眉之急，经沈老委托和支持，我们将其妙方编辑成册，希望能给更多需要的人一点帮助。

书中通过讲故事的形式分享沈老从医过程中的临床案例，对咳嗽、哮喘、肺结核、肺炎、慢性阻塞性肺疾病、气胸、肺结节、肺肿瘤等肺系疾病从中医、西医两个方面进行全面讲解，并从饮食、运动、情绪、穴位等多方面指导读者在日常生活中养肺护肺，语言通俗易懂，内容生活化，是一套权威实用的大众科普读物。

本书编委会

于北京

目 录

第一章　养肺就是养护五脏六腑

肺气心血相滋生，肺好心自好

我前段时间接诊了一个患者，慢性阻塞性肺疾病（简称慢阻肺）20多年了，最近不知道为什么，一干活就开始气促胸闷，休息一会儿，这些症状又可以慢慢好转。患者家属觉得老这样可不行，催促患者去医院查一查。患者刚开始还觉得自己这都是老毛病，没什么好查的，但拗不过家里人，还是去了医院。医生详细检查以后说："你的慢阻肺都已经演变成了慢性肺心病。"患者和家属都觉得很疑惑，便跑到我这里来问个究竟。看到这里，我相信很多读者也是百思不得其解吧。心和肺明明是两个器官，怎么肺病还能变成心病呢？

从西医上说呢，慢性肺源性心脏病（简称肺心病）主要是由于支气管－肺组织、胸廓或肺血管病变所致肺动脉高压引起的心脏病。简单来说，就是得慢性支气管炎、慢阻肺等肺部疾病的时间久了，容易引起肺动脉高压，肺动脉的压力过高，那心脏的血就没有办法从肺动脉射出去，就只能淤积在心脏。时间短呢，心脏还能坚持工作；时间久了，心脏承受不了这种负担，就会开始出现各种各样的问题，比如胸闷、呼吸困难等。我们换位思考一下，本来你一天就工作 8 小时，现在老板天天加活给你，8 小时变成了 14 小时，一天两天的还能坚持，时间久了，你能吃得消吗？说回心脏，那也是同样的道理。

　　而我们中医认为，心主血，肺主气，气血一体，心肺也一体。一方病了，另一方有可能跟着受累。心主血脉，能够推动血液在经脉中运行不息，但心主血脉的功能要靠肺气的资助才得以正常发挥。因为肺主呼吸，肺吸入的清气与水谷精微之气结合而生成宗气，宗气又贯注到心脉而助心行血。也就是我们平时说的"气为血之帅""气行则血行"。肺气足了，心主血脉的功能就可以正常运行，把血液和氧气运送到全身的组织器官来维持正常的生命活动。这样，人才能精力充沛，身体健康。

心主行血，以助肺的呼吸

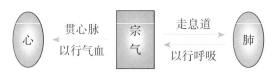

肺主气，推动心的行血

　　但是当肺吸入的氧气不足的时候，会导致血液中的氧减少，让血流动受限，心行血的功能受限，典型的就是肺心病。反过来说，心脏功能差了，血液循环不畅，也易影响肺气的正常运行，比如先天性心脏病引起肺炎，心肌梗死引起肺水肿等。

　　中医有一句话说：肺气一伤，百病蜂起。何故？在中医的眼中，肺脏的地位非常重要，乃五脏之长，人体的真气予以充养全身，水谷津液予以敷布，都必须依赖肺气呼吸宣化。想让心血充，必然也要先养肺气，下面我给大家推荐三种养肺药膳。

◇银耳莲子羹

食材：银耳 50 克，莲子 30 克，桂花蜜适量。

做法：莲子上锅蒸熟，留汤备用，银耳泡发撕成小块蒸熟，莲子汤里调入适量桂花蜜，倒入蒸熟的银耳和莲子里拌匀即可。

功效：银耳养阴润肺、益胃生津，莲子养心补脾、益肾固涩，桂花化痰散瘀，温中散寒，还有健脾的作用。

◇山药百合炖兔肉

材料：山药、百合各 30 克，兔肉 200 ~ 300 克，生姜、盐等调味品适量。

做法：先将兔肉洗净，切成小块，然后与山药、百合及适量调味品同放入炖盅内，隔水炖 1 小时即可。

功效：此方润肺止咳、清心安神、补肾固精、润肠通便。适用于因肺脾肾不足引起的食少便溏，肺热咳嗽，虚劳咳嗽，慢性气管炎，老年性糖尿病，妇女更年期综合征。

◇南瓜百合粥

食材：南瓜 250 克，鲜百合 50 克，粳米 100 克，冰糖适量。

做法：将南瓜洗净去皮，切丁，鲜百合摘瓣洗净。将粳米洗净煮熟，用文火熬，加入南瓜丁煮烂，再放入冰糖、百合，煮沸即可。

功效：南瓜营养成分丰富，脂肪含量较低，易于消化和吸收，还可通便。配合滋阴润肺的百合，具有健脾滋阴润燥的作用。

除了食疗，我们还可以每天做一做下面这套养肺操，有宣肺、通畅肠道、预防感冒的功效。

◇伸展胸廓：双手自然下垂，两脚分开与肩同宽，双手向上伸展，抬头挺胸吸气，还原时呼气。

◇转体压胸：双脚打开与肩同宽，吸气，双臂和上身向后伸展，还原时呼气，相反方向再重复一次。

◇按迎香穴：食指放在鼻翼两侧，沿着鼻梁上下按摩10次，然后按揉迎香穴5次。

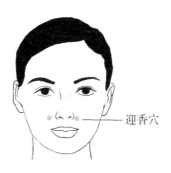

迎香穴

【沈老专家温馨提示】

百合具有润肺止咳、滋阴润燥的作用，中医常用它来治疗肺燥或者肺热咳嗽等症状。它也入心经，所以能清心除烦、宁心安神，失眠多梦、心神不宁的人群也适用。不过，由于百合性寒，因此风寒咳嗽的人群要慎用。

母凭子贵，肺金闪光，脾才闪耀

　　咳嗽是平时比较常见的一种症状，一般情况下，吃吃药、喝喝热水，很快就能痊愈了。但总有些咳嗽不是那么轻易就能治好的。我之前接诊过一个小儿患者，咳嗽咳了三四个月，孩子的父母着急啊，到处求医问药，各种方法都用过了就是不见好。经熟人介绍，挂了我的门诊号。我一看这个患儿的面色暗黄，神情呆滞，精气神明显不足，胃口也很差。这种情况一般就是因为长期输液受凉引起的。肺病日久及脾，子盗母气，脾气亦不足。这个时候，光补肺气已经不是那么合适了，而是应该培土生金，健脾补肺。考虑到患儿痰还是比较多的，就给他用了六君子汤加减。吃了两三剂以后，咳嗽明显减少。为了巩固效果，调理脏腑功能，又接着吃了一周，咳嗽彻底痊愈。来复诊的时候，患儿面色红润，精神状态也好了，还蹦蹦跳跳的。

　　西医认为，咳嗽是机体重要的反射性防御动作，它有助于清除呼吸道分泌物及气道内异物。当呼吸道黏膜发生炎症，或者受到异物、刺激性气体等刺激时，均可引起气道分泌物增加，通过咳嗽可将分泌物排出体外。西医治疗咳嗽基本是用一些止咳药或者抗生素，这些药对于简单的咳嗽还有一定效果，但对于那种迁延不愈的慢性咳嗽效果可能就不那么明显了，甚至一点用都没有。

　　而我们中医认为，五脏六腑皆令人咳，非独肺也。一个简单的咳嗽，可以用宣肺药、健脾药，还可以用补肾药，在遇到疑难咳嗽的时候，肺部本身之外的机制要思考清楚，不要只摁着肺使劲。观察咳嗽之外的一些征象，找到疾病的本质，对症下药，才能药到病除。我前面举的咳嗽患儿的例子，体现的就是肺与脾的关系。

我再从中医脏腑功能上具体分析一下。肺主气，脾主运化，我们吃进去的食物通过脾的运化功能变成水谷精微，这些水谷精微再和肺里的清气相结合形成宗气。宗气被运送到全身各个地方，帮助维持人体的生命活动。脾为生痰之源，肺为储痰之器。如果脾的运化功能失调了，水湿运行障碍，水湿就会聚集生痰，上输到肺里，就形成痰湿蕴肺证，这时患者往往表现为痰多。比如慢性支气管炎、支气管扩张患者不仅容易咳嗽，还容易咳痰。这说明不仅仅是肺，脾的功能也受损了，需要脾肺同治。

在人体五脏中，肺的位置最高，被称为"华盖"，又称为"水上之源"。《黄帝内经》中有"饮入于胃，游溢精气，上输于脾，脾气散精，上归于肺，通调水道，下输膀胱，水精四布，五经并行"的说法。意思是由脾运化的精气，必须先输送到肺，肺再将津液像雨露一样洒遍全身，才能熏蒸肌肤、充盈五脏、润养皮毛，布敷各处。大家可以观察一下周围慢性支气管炎、慢阻肺患者急性发作的时候，他们往往胃口不好，身体消瘦，这大都是因为肺病及脾，肺不能把精气运送至全身，脾也不能运化水谷精微。能量不足，运送能量的动力也不足，身体自然而然就会消瘦。当慢性肺病患者处于缓解期时，肺气得到了一定恢复，脾的功能也随之恢复，胃口也会变好。这说明肺功能好的人，脾才会好，消化功能正常，吃啥都香，才能身体健康，不容易生病。

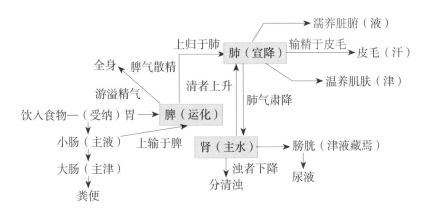

你可以简单把脾和肺的关系理解成母子关系，脾为母，肺为子。母亲生病了会影响孩子，而孩子生病了，母亲当然也会有所感应。孩子生病了，那做母亲的肯定心痛，茶不思饭不想地照顾孩子，精神压力也大，那身体肯定顶不住，很容易就病倒了。如果孩子身体健康，成绩也好，都不需要怎么操心，那妈妈肯定是身心舒畅，生活愉悦。家里人也会夸妈妈优秀，把孩子带得那么好。正所谓：母凭子贵，肺金闪光，脾才闪耀！

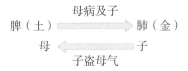

由上可知，肺不仅会影响脾的功能，也会影响全身的健康，所以养肺很重要！那该如何养呢？

◇肺喜润：中医认为白色入肺，多食白色食物可以补肺。苹果、梨子、松仁、甘蔗等养阴清火润肺之物及百合、蜂蜜、白木耳、广柑、白果、红枣等清补柔润之品皆有润肺之功。

◇肺喜清：建议清淡饮食，少鱼少肉，则不生痰浊。因为鱼生火，肉生痰，火则克金，肺为贮痰之器。

◇肺喜气机调畅：中医认为"形寒饮冷则伤肺"，所以要注意保暖保温，避免感受风寒，以免外邪侵袭，入肺伤肺。

◇肺为水之上源：肺主通调水道，并下输于膀胱。若体内水气太多，就容易消耗肺气，进而导致水饮内停。建议饮水勿过多，不渴即好。

◇肺主呼吸：在合适的时候进行适当的体育锻炼，既可以调理肺气，扩大肺活量，也可以改善肺的功能，还可以提高人体对寒冷的抵抗力。一天中养肺最佳时间是早上 7—9 点。这时肺脏功能最强，此时可以进行一些能强健肺功能的有氧运动，比如慢跑、快走、太极拳、五禽戏、八段锦等。

【沈老专家温馨提示】

《黄帝内经》说："悲则气消""忧愁者，气闭塞而不行。"说明过度悲哀或忧愁，最易损伤肺气，或导致肺气运行失常。《红楼梦》中的林黛玉就是由于长期忧愁悲伤郁积，以致患肺疾而终。保持积极乐观的心态，对保护肺脏也是极为重要的。

肺失宣肃，通调水道失职，必累及于肾

肺主呼吸这个功能相信大家都能理解，但肺主宣肃，通调水道估计就有很多人都理解不了了。肺怎么会和水扯上关系呢？大家先不要着急啊，我先分享一个病例。之前有一个慢阻肺的患者来找我看病，他说他老是动不动就出现双下肢水肿的情况，去医院住了好几次院，把心、肝、肾等器官都查了个遍，都没查出个所以然来。患者很困扰啊，觉着老是这样肿着也不是个事儿呀。

西医认为，水肿包括心源性水肿、肾源性水肿、肝源性水肿、营养不良性水肿，等等。治疗水肿，说简单也简单，针对水肿的原因对症下药就可以了，心有问题就治心，肾有问题就医肾，白蛋白低就补充白蛋白。实在不行，就用利尿药把水都从尿道排出来，不一会儿，水肿就可以消了。但是如果检查之后发现心、肾、肝都没有问题，营养状况也正常，找不到病因，西医可能就束手无策了，毕竟老用利尿药也不是个长久之计。

中医认为，水肿和肺、脾、肾都有关系。肺主宣发肃降，有通调水道的功能。肺主一身之气，水液只有经过肺气的宣发和肃降，才能达到全身各个组织器官并下输膀胱，故称"肺为水之上源"。肺失宣肃，不能通调水道，也会导致水液代谢障碍，引起水肿。慢阻肺在中医上属于"喘证""痰饮"的范畴，因为慢性咳喘气逆反复发作，时间久了，就引起五脏功能失调，气血津液运行输布障碍，它的病位首先在肺。外邪侵袭或者长期吸烟等不

良生活习惯造成肺的功能失常，肺失宣降，则引发咳喘、咯痰、水肿等症状。看到这里有人就会说了，既然是肺引起的水肿，那把肺治好了，是不是水肿就可以消失了？肺肯定是要治的，但光治肺是远远不够的，还得治肾。

肺病经久不愈反复发作，肺气必然受损，日久则肺虚及肾。《黄帝内经》说"肾者主水，受五脏六腑之精而藏之"，还说"肾者，水脏，主津液"，说的就是肾起着主持和调节人体水液代谢的作用。《景岳全书》也曾提到过"肾主水，水泛亦为痰"。如果肾代谢水液的功能失常，水湿停滞于体内，最终就成了痰湿，痰饮、水肿等病症就会出现；而肾的水液调节作用正常，就能避免多余的水液在体内聚集，由此就避免了痰湿在体内生成。

所以说，水液代谢障碍虽然与肺有关，但其根本仍在于肾。因此，对于慢阻肺引起的水肿，要肺肾同治，采用补肺益肾之法。本着补肺益肾的原则，我给这位患者开了黄芪桂枝五物汤加减，服用3剂之后，水肿就明显消退了。

肺病及肾，那肾病会不会及肺呢？当然会！在水液代谢方面，"肺为水之上源"可以帮助肾主水功能的发挥，但是肺宣发肃降以及通调水道的功能又有赖于肾阳的温煦和蒸腾汽化作用，所以有"其本在肾，其标在肺"之说。如果肾阳虚衰了，蒸腾汽化功能减退，那么水汽停于内，上泛射肺则肺失肃降，可以同时出现咳喘、水肿。

除了水液代谢，肺与肾的关系还体现在呼吸运动方面。肺司呼吸，肾主纳气。人体的呼吸运动，虽然由肺所主，但需要肾的纳气作用来协助。只有肾中的精气充盛了，吸入之气才能经过肺的肃降下纳于肾。肺肾相互配合，共同完成呼吸的生理活动。正如《医碥·气》所说："气根于肾，亦归于肾；故曰肾纳气，其息深深。"肺气长期虚衰会伤及人体根本，从而导致肾摄纳的功能失常，而肾的精气不足，摄纳无权，气浮于上，同样也可影响肺的主气、司呼吸的功能。不管是肺气虚导致肾失摄纳，还是肾失摄纳而气浮于上都属于肺肾气虚，可以出现活动后气促、呼吸困难等症状。

　　肺与肾之间的阴液也是互相滋生的。肾阴是五脏六腑之阴的根本，肺阴要依赖于肾阴的滋养；但是肾又要"受五脏六腑之精而藏之"，所以说，肺精对肾阴也有资助作用，这种关系被称为"金水相生"。由于"金水相生"，所以肺阴虚损日久，必祸及肾，从而导致肾阴也虚；肾阴虚不能滋养肺阴，也可以导致肺阴虚，殊途同归，最终都形成了肺肾阴虚。

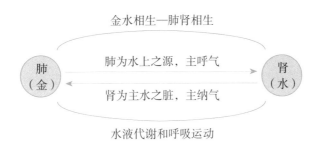

金水相生—肺肾相生

肺为水上之源，主呼气

肾为主水之脏，主纳气

水液代谢和呼吸运动

　　由于肺和肾的关系密切，养肺能补肾，养肾亦能滋补到肺，我给大家推荐两种食物，既有助于养肺又可补肾。

　　◇雪里蕻

　　飘雪的冬天，唯有它上身翠绿，长在土里的根茎泛红，故取名雪里蕻。"蕻"有茂盛之意，冬日到早春，雪里蕻一直繁茂生长，故又取名"春不老"。雪里蕻是它的学名，它的另一个名字是雪菜。雪里蕻性温、味辛，入肺、胃、脾经，具有宣肺、祛痰、温中、理气等多种保健功效。雪里蕻还有助于开胃醒脾、利尿消肿。新鲜的雪里蕻对小儿腹泻有特效，而且还有促进消化、抗电离辐射、帮助排宿便的功效。

◇白果

银杏树上会长出一颗颗白色的果子，那就是白果。白果又称"公孙果"，既可以做名贵的药膳。也能制成很多名贵糕点和多种罐头或其他加工食品。在宋朝时期，银杏果一直是作为宫廷的上品出现在宫宴上的。白果性平，味甘苦涩，入肺、肾经，可敛肺气、定喘嗽、止带浊、缩小便、消毒杀虫。成熟的白果，具有很好的温肺益气作用。白果亦可补肾固涩，可以改善老人冬季起夜次数频繁的状况。

【沈老专家温馨提示】

白果虽好，但多食或者不恰当食用就会有中毒之虞。这点李时珍的《本草纲目》有记载："熟食小苦微甘、性温，有小毒。"《别录》称其"多食令人胪胀"。这是因为白果内含有氢氰酸，对人体有害，不能用来泡茶，需要高温水煮之后才能食用。生的白果有毒，只能外用，但熟的白果也不能多吃，每次 15 ~ 20 颗为宜。

第二章 认识你的肺：人体的中央空调

看看肺的长相

西医的肺只是实质的肺脏器官，并不包括其他系统的器官功能。一个肺可以分为左右两片，两个肺的外形都有点像半个挤得有点扁的尖柿子，有一尖一底三缘三面，藏在由脊椎、肋骨和胸骨构成的胸廓内，右肺挨着肝脏，左肺贴着心脏。左肺虽然比右肺窄一点，长一点，但比右肺小点。每个肺上面有几道裂纹，叫肺裂。左肺只有一个肺裂，把左肺分成了两部分，每一部分称为一个肺叶。而右肺比左肺多一道肺裂，有两道把肺分出了三个肺叶。肺中间陷进去的一块是肺门，血管、气管、淋巴管和神经等都从这里进出，这些出入肺门的结构被结缔组织包绕，像橡皮塞，称为肺根。气管从肺门进入后，分为左右两根主支气管，主支气管再分出肺叶支气管进入每一个肺叶，然后再不断细分，越分越细最后布满整个肺，就像一棵倒过来的大树一样。

那中医所说的肺长什么样呢？中医认为，肺位于胸腔，左右各一，在膈膜之上，上连气道，喉为门户，覆盖着其他脏腑，是五脏六腑中位置最高者，故称"华盖"，为五脏之长。《灵枢·九针论》说："肺者，五脏六腑之盖也。"《类经图翼》也曾记载：

"肺叶白莹，谓为华盖，以复诸脏，虚如蜂窠，下无透窍，吸之则满，呼之则虚。"由此可知，中医所说的肺的位置和形态与现代解剖学基本一致。

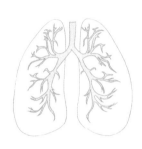

我们除了要认识肺生理上的长相，同样也要认识肺病理上的"长相"，知道身体出现了哪些异常可能是肺出了问题。就拿咳嗽来说吧，一咳嗽，大家就觉得肯定是肺出了毛病。咳嗽好像已经成了肺的专属症状，其实心脏方面的一些问题，还有咽喉炎等都可以引起咳嗽。那肺当然也不只是有咳嗽这一种外在表现。前段时间有一个小姑娘来找我看病，她反反复复长痘好几年了，中医西医看了不少，中药西药也没少吃，各种药膏也没少涂，但就是没有办法彻底痊愈。我仔细观察了一下她，长痘主要集中在双脸颊，尤其是右脸颊，痘痘不红，毛孔粗大，面容也憔悴，没有光泽，这明显是肺气不足的表现。因为"肺主皮毛"，指肺主管着皮肤和毛发的生长情况，当肺部毒素不断沉积，超过了身体的代偿能力的时候，就会影响到皮肤的状态。所以，这个患者吃一点黄芪、白术这一类补气的中药，可能会有意想不到的效果。

除了皮肤，肺不好，还可能在哪些地方露出马脚呢？肺气虚弱的人特别怕冷，容易着凉受寒患上感冒，出现咳嗽、流鼻涕，这主要是因为肺气虚弱，防卫功能低下所致。当人体机体免疫力下降时，病毒、细菌等外来病原菌就容易入侵身体，感冒久治不愈、变应性皮炎反反复复的原因也在于此。此外，中医认为，肺与大肠相表里，当肺出现问题，肠道可能也会有异常的表现，比如大便干燥、反复便秘，这种时候不能光调节肠道功能，还需要养肺。

由上可知，想要皮肤好，不感冒，大便通，养肺很重要。

◇按揉迎香穴

将两手大拇指外侧相互摩擦，当自觉手指发热后，用大拇指外侧沿鼻梁、鼻翼两侧上下按摩 60 次左右，按摩鼻翼两侧的迎香穴 20 次，每天早晚各做 1 ~ 2 组。

功效：按揉迎香穴不仅有润肺之功，还能有效缓解鼻塞流涕等不适症状。

◇叩肺俞穴

每天晚上睡觉前，端坐凳子上，两膝自然分开，双手放在大腿上，头正目闭，全身放松。吸气于胸中，两手握成空心拳，轻敲背部肺俞穴数十下，同时用手掌在背部两侧由下至上轻拍，持续约 10 分钟。

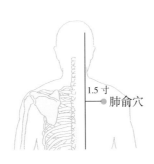

1.5 寸

肺俞穴

功效：这种方法可以舒畅胸中之气，有健肺养肺之功效，并有助于体内痰浊的排出，且可疏通脊背经脉，预防感冒。

【沈老专家温馨提示】

经常按摩迎香穴可以促进鼻周围的血液循环，使气血畅通，外邪不容易侵入体内，对抗病菌侵入，以达到预防和消除感冒。但需要注意的是，迎香穴一般禁灸，多用按法、点法、揉法、按揉法、点揉法、点按法、掐法等。

中医学上的肺和西医学上的肺

之前一个 10 岁的小男孩，下肢水肿伴发热 2 天，在其他医院诊断为感冒，用了一些退热药，热是慢慢退了，但水肿非但不减反而日益加重，由下肢漫及全身。详细检查后确诊为肾小球肾炎，然后就收到了我们医院肾内科住院治疗，用利尿剂利尿，刚开始还是有点效果的，后来效果就越来越不明显，水肿越来越严重，全身都肿，眼睛都肿得睁不开了，一平躺就感觉呼吸困难，一滴尿都没有。肾内科的医生就请我去会诊，我观察了一下患儿的舌脉，发现他脉象寸部浮大，关尺沉浮，舌质胖大，舌苔灰腻，辨证为肺气闭塞，水道不通，应用宣通肺气、行水消肿之法，开了 2 剂中药。喝第 1 剂的时候，皮肤只是微微有汗意，但小便开始排出了。到第 2 剂，一日一夜之内解小便 10 余次，如决堤之水，全身水肿迅速消退。水肿消退以后，再用调补脾肾方药治疗，病情缓解后出院。

看到这里很多人肯定会发出疑问：肺不是用来呼吸的吗？怎么还能引起水肿？给大家解答这个问题之前，我们先来了解一下中医学上的肺和西医学上的肺有什么不同。

西医认为，肺是呼吸系统的重要组成部分，是体内进行气体交换的场所。通俗点讲，肺就像一台中央空调，不仅把空气中的"营养品"（即身体所需要的氧气）输送给毛细血管以维持人体的新陈代谢，还把血液中产生的二氧化碳排出体外，以此来维系人的生命。但肺又不可能真的像中央空调那样能经常清洗或者更换滤网，我们的肺是没有办法随意更换的。

肺还是保护人体器官的第一道防卫兵，它是人体所有内脏器官中唯一能直接与外界沟通的内脏，能够清除进入人体的病毒和细菌。众所周知，我们对吸入的空气成分是无法选择的，有什么就吸什么，不管是好的物质还是坏的物质都会被我们直接吸进去，包括细菌、病毒等这些对身体有害的病原菌。病原菌被吸入身体了，岂不是很容易生病？别着急，这个时候肺的作用就体现出来了。当氧气与病毒、细菌形成的混杂气体一起进入肺脏时，肺会自发地对这些混杂气体进行过滤。肺是怎么发挥过滤功能的呢？这是因为肺部至少有 30 多种不同的细胞，每种细胞都有着各自特定的功能，有的细胞可以吞噬外界有毒物质，有的细胞像清洁工一样可以用纤毛清理呼吸道黏膜。如果没有肺这个"过滤器"，病毒和细菌就可以通过气管自由地进入人体的各个角落。如果病毒和细菌能够在人体内肆意地生长和繁殖，用不了多久，人体就会成为这些有害物质的天下。

当肺功能下降时，不但会影响呼吸系统，也连带影响全身水分代谢、血液循环、免疫系统等功能。例如，肺还能修复受损骨髓，具有造血功能，能在肺里制造大量血小板，体内超过一半的血小板是在肺部产生的。

讲完了西医上的肺，我们再来聊聊中医上的肺。在五脏六腑中，肺的位置最高，所以有"肺为华盖"之称，华盖原是指古代帝王所乘车子类似伞形的遮蔽物，这里引申为肺的位置最高，居于诸脏腑之首，而中医肺的功能也比西医肺的功能广泛得多。

◇肺主气，司呼吸

《素问·五脏生成》说："诸气者，皆属于肺。"肺主气，司呼吸，主要负责两种气：一个是呼吸之气，另一个是一身之气。呼吸之气就是我们平常呼吸的新鲜空气，人体正是通过肺的呼吸功能，不断地将污浊之气（没用之气）排出去，把清新之气（有用之气）吸进来。一身之气的气是指肺有主司一身之气生成和运行的作用。我们人体靠气血津液维持运转，而肺吸入的清气与脾胃运化的水谷之气合二为一才结合成宗气，宗气在肺中形成，积存于胸中形成"气海"，人体四肢活动、血液运行等全靠气海贡献动力。

◇肺朝百脉

朝，即聚会的意思。肺朝百脉，意思就是说全身的血液，都通过经脉而聚会于肺，通过肺的呼吸，进行气体的交换，然后再输布到全身。全身的血和脉，均统属于心，心脏的搏动，是血液运行的基本动力。而血的运行，又依赖于气的推动，随着气的升降而运行至全身。肺主一身之气，由于肺主呼吸，调节全身的气机，所以血液的运行，也有赖于肺气的敷布和调节。

◇肺主行水，通调水道

肺还在人体中担当着治水官的角色，通过肺气的宣发功能和肃降作用推动和调节全身水液的输布和排泄。肺气通过宣发将具有营养的液体向上、向外输送到身体各个部位以维持生命活动，而脏腑代谢所产生的废水通过肃降输送到膀胱，形成尿液。临床上，一些下肢水肿的病变，中医往往通过调节肺主行水的功能而获治愈的效果，古代医家将此法称为"提壶揭盖"。我前面治疗患儿水肿其实也用的是"提壶揭盖法"。

不知道大家有没有发现用水壶倒水时，如果水壶盖盖得很紧，水就不容易倒出来，只要把水壶盖稍稍揭开一点缝，水就可以通畅流出。中医善于在生活现象中得到启迪，开拓临床思路，运用于医疗实践，并找出规律性的东西，上升到理论。把水肿的人体比作一把壶，小便比作出水口，肺在上部，犹如一个"盖子"，所以又称华盖，应用宣肺发汗的药物，把肺这个"盖子"稍稍揭开一下，小便就通畅流出。"提壶揭盖法"由此而来。

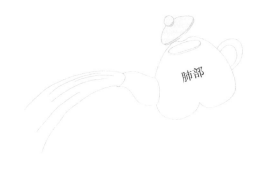

◇肺主治节

治，治理；节，调节。《素问·灵兰秘典论》说："肺者，相傅之官，治节出焉。"肺在人体中的作用就相当于一个国家的宰相，不仅要帮助皇帝治理国家，还肩负着外交的职责，肺宰相需要协助心皇帝，对全身各部位进行治理、调节，维持体内环境的稳定平衡状态。主要体现于四个方面：一是肺主呼吸；二是随着肺的呼吸运动，治理和调节着全身的气机；三是由于调节升降出入运动，因而辅助心脏，推动和调节血液的运行；四是肺的宣发和肃降，治理和调节津液的输布、运行、排泄。因此，肺主治节，实际上是对肺的主要生理功能的高度概括。

了解完肺的功能之后，大家应该都知道了这样一个道理：肺不好不但会影响呼吸功能，对全身都会有影响。所以，养肺不仅仅只是养肺，还在于养生。那么，下面就给大家推荐两个实用又方便做的养肺药膳。

◇秋梨山楂汤

材料：秋梨 1 个，蜂蜜 30 克，山楂、清水各适量。

做法：秋梨去皮去核，切成小块，倒入锅中，加入适量的水没过秋梨，旺火煮开，改小火煮至秋梨软烂。山楂两头去掉，切开两半去籽，洗净备用。秋梨煮到软烂后加入山楂，继续煮 10 分钟，兑入蜂蜜即可关火。

功效：清心润肺、化痰祛浊。秋梨有生津、润燥、清热、化痰的功效，适合热病津伤烦渴、消渴、热咳、便秘等症。

◇红豆百合莲子糖水

材料：红豆 200 克，莲子 30 克，百合 20 克，白砂糖、水各适量。

做法：莲子和红豆提前浸泡 3 小时，莲子去芯；将红豆、莲子、百合放入锅内，加水 600 毫升，放入白砂糖调味，大火煮沸即可。

功效：红豆益脾胃、补血，加入莲子、百合固精益气、强健筋骨，能治肺燥、干咳、提升活力。

【沈老专家温馨提示】

"一颗荔枝三把火，日食斤梨不为多。"梨被古人比作"天然甘露"，是去火怡神的佳品。中医认为，梨味甘汁多，有润肺止咳、滋阴清热的功效。但是肠胃不好、容易腹泻的人，吃梨就要多注意点。如果有不舒服，那就少吃或者将梨加热煮汤水之后再吃。

肺是娇脏，易受伤害

之前接诊过一个男患者，反反复复咳嗽咳痰两三个月了，吃了好多药也不见好，经朋友介绍来找我看。我一看他牙齿发黄，手指也发黄，一看就是长期吸烟的人。我问他吸烟多少年了。他说吸 30 多年了，一天吸 15 ~ 20 支。这个患者才 50 多岁，吸烟史都已经 30 多年了，也就是说他从十几岁就开始吸了。我跟他说，吃什么药都不管用，吸烟把肺都吸坏了，把烟戒了病自然就好了。这个患者还不相信我，说他吸烟这么多年了，肺出问题就是最近几个月的事情，以前一直都没事。我们的肺真的没有大家想的那么坚强，要不然为什么不管是新型冠状病毒肺炎（简称新冠肺炎）、严重急性呼吸综合征（曾称"非典"），还是禽流感、中东呼吸综合征等，最先受伤的总是肺呢？中医有一句话叫肺是娇脏，易受伤害。

从现代医学的角度解释，肺是人体的第一道屏障，是唯一与外界直接接触的内脏，烟尘污染、汽车尾气、二手烟、刺激性气味、细菌、病毒等有害物质都可以直接进入肺部，不断伤害摧残我们的肺，从而引起各种呼吸系统的疾病。如果遇到致病性、传染性强的病毒，还可以造成严重的肺部损伤，引起大规模的流行，就比如 2003 年的"非典"和最近几年大肆流行的新冠肺炎。

那么，中医怎么理解"肺为娇脏，易受伤害"这一句话呢？这得从两方面看：

第一，从位置和功能上说。肺在五脏六腑中位置最高，覆盖其他脏器，负责调节呼吸、治理全身的气、血、津液运行。同时肺也被称为"相傅之官"，意思是说它在人体中的地位就相当于一人之下万人之上的"宰相"，覆盖于五脏六腑之上，可以保护五脏免受外邪侵袭，但当外邪来袭时，肺却也首当其冲，最容易受伤害。

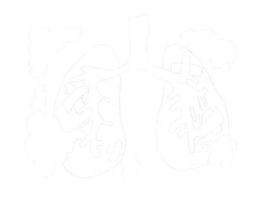

第二，从肺的质地上说。肺为清虚之脏，其质娇嫩，不能容纳丝毫异物，一旦有外来物质入侵，就容易引起咳嗽、咳痰等症。《医学源流论》说："肺为娇脏，寒热皆所不宜。太寒则邪气凝而不出；太热则火烁金而动血；太润则生痰饮；太燥则耗精液；太泄则汗出而阳虚；太湿则气闭而邪结。"

◇肺怕燥：肺，喜润恶燥，燥邪最易伤肺。一旦燥邪伤肺，伤及元气，则易诱发各类肺部疾病。

◇肺怕悲：《黄帝内经》说"悲则气消；忧愁者，气闭塞而不行"。说明过度悲哀或者忧愁容易损伤肺气，或导致肺气运行失常。

◇肺怕寒：寒邪最易经口鼻犯肺，使肺气不得发散，诱发感冒等呼吸道疾病，可致人体免疫力下降。

◇肺怕热：肺不仅怕寒，还怕热。肺受热后容易出现咳、喘等气管炎、肺炎的表现。如果肺胃热盛，还可能导致面部起痘等。

◇肺怕浊气：肺为"清虚之脏"，但雾霾、长期吸烟、二手烟等"浊气"不时伤害着它，导致肺泡内痰饮积滞，上下气不流通，血液不能正常循环。

由此可见，肺不但容易受邪，而且也畏寒、畏热、恶燥、恶湿。啥都怕，你说它娇不娇气？但也正是因为它娇气，所以才要好好养肺啊！下面给大家推荐四种养肺佳果。

◇柿子：柿子有润肺止咳、清热生津、化痰软坚之功效。生吃鲜柿子，对肺结核引起的咳嗽痰多、咯血等症都有良效。红软的熟柿子可治疗热病烦渴、口干、口角糜烂、心中烦热等症。

◇梨子：梨子因其鲜嫩多汁而被称作"天然矿泉水"，具有生津润燥、清心降火、清热解毒等功效。对肺部、支气管以及上呼吸道有很好的滋润作用，还有助于消化、促进食欲。在秋天多吃梨，可以有效缓解因干燥引起的皮肤瘙痒、口鼻干燥等症状。

◇大枣：大枣能养胃和脾、益气生津，有润心肺、补五脏、治虚损等功效。中医常用其治疗肺虚咳嗽、烦闷不眠等症，是一味用途广泛的滋补良药。

◇甘蔗：甘蔗汁性平味甘，是解热、生津、润燥、滋养之佳品，能助脾和中、润肺消痰镇咳。中医常将其作为清凉生津剂，能治疗口干舌燥、津液不足、大便燥结、高热烦渴等症。

【 沈老专家温馨提示 】

柿子是生活中常见的一种水果，食用柿子对人体有很多益处，可以滋润肺部、喉咙。常见的食用方法是直接剥皮生吃，也可以制成柿饼以延长其保质期，还可加入饮品调料中，例如奶茶中。不过吃柿子也有一些注意事项，否则可能危害身体健康。

◇糖尿病患者不宜多食：柿子中含有大量的果糖和葡萄糖，吃了之后容易使血糖迅速升高，糖尿病患者不宜多吃。柿子中的糖类和鞣酸容易对牙齿造成侵蚀，从而形成龋齿，所以在吃完柿子后要及时漱口。

◇贫血患者不宜多食：柿子中还含有单宁，单宁容易与铁质结合，会妨碍人体对食物中铁质的吸收，影响血红蛋白的生成，加重贫血，所以贫血患者要少吃。在服用铁剂补铁时，也不适合吃柿子，柿子中的鞣酸与铁结合形成沉淀会引起胃肠不适，同时也影响了铁剂的吸收。

◇忌空腹食用：柿子中含有大量的鞣酸和果胶，在空腹时容易在胃酸的作用下形成不溶于水的沉淀物。尽量在饭后一个小时左右吃，以免形成胃柿石。

◇忌食柿子皮：柿子皮中鞣酸含量更高，柿子成熟期间会逐渐脱涩，最后才脱到柿子皮，所以柿子皮口味艰涩难食，且更易形成柿石，不建议食用柿子皮。

◇忌与寒凉之物同食：中医认为，蟹与柿子均属寒性食物，故而不能同食。从现代医学的角度来看，海鲜这类高蛋白的食物在鞣酸的作用下，易凝固成块，会增加胃柿石的风险。

◇柿子不宜与酒同食：中医理论中，酒是湿热性质的食物，柿子具有收敛功效，如果一同大量食用，容易将酒的湿热留存在体内，长久以往可以影响人体健康。

◇忌与高蛋白食物同食：柿子中的鞣酸与蛋白质结合，影响蛋白质的消化吸收，降低蛋白质营养价值，因此柿子不与高蛋白食物同食，如螃蟹、鱼虾、鸡蛋、牛奶、肉类、豆制品等。

第三章　听懂"肺"话，小病早治疗

明明没感冒，但咳嗽就是治不好

前几天，有一个咳嗽的患者特地从外地来找我看病，我们就暂且把他称呼为小梁吧！一个小小的咳嗽，哪里不能治？怎么非要大老远来找我看？原来小梁已经咳嗽一个多月了，去呼吸科找医生看病，抽血也抽了，胸片也拍了，没有感冒，也不是肺炎，止咳药也吃了不少。小梁咳得实在是厉害，茶不思饭不想，更别说工作了。一咳起来没完没了，谁有心思工作啊。小梁想着既然西医不行，那就去看看中医。然后就经人介绍来到了我的门诊。经过望闻问切，我判断他是食积咳嗽，俗称吃多了。《黄帝内经》最早论述了食积咳嗽的病因病机，"聚于胃，关于肺"，这句话传达出饮食积聚胃腑，化而为痰，上犯于肺，发为咳，是食积咳嗽的病因。原来小梁前段时间业务特别忙，天天都在应酬，顿顿大鱼大肉，吸烟又喝酒，一个星期下来就食积咳嗽了。我给他开了几剂健脾消食的保和丸，才服了 2 剂，他就打电话跟我说，已经不咳嗽了。

食积咳嗽通常伴有口中异味、胃口差、腹胀、大便干燥等症状，多见于小儿。由于脾胃尚未发育完全或者饮食不节制损伤脾胃，引起食而不化积滞在脾胃中，影响肺之宣发肃降功能而致咳嗽。现在医学研究证明，食积可使巨噬细胞吞噬指数和百分比显著降低，从而影响到非特异性免疫功能，诱发感染而发生咳喘。

作为呼吸系统最常见的症状之一，咳嗽跟发热、头痛一样，是一些疾病的外在表现。引起咳嗽的原因多种多样，不是只有感冒、支气管炎症、肺部感染、胸膜疾病、胃食管反流等疾病会引起咳嗽。呼吸道阻塞、异物刺激等也可以引起咳嗽。过敏反应也可能引起咳嗽。所以说，咳嗽不一定就是感冒，也可能是其他原因。

咳嗽时非常难受，轻则鼻痒、鼻塞、呼吸不畅；严重的时候还经常伴随着发热、睡不好、呼吸困难，一咳就停不下来，感觉五脏六腑都要被咳出来了。由此可见，咳嗽真的是百害而无一利。但真的是这样吗？其实咳嗽是人体的一种保护性呼吸反射动作。通过咳嗽反射能够有效清除呼吸道内的分泌物或进入呼吸道的异物。因此，从这个角度看，咳嗽是有利的。但咳嗽也有不利的一面，剧烈咳嗽可以导致呼吸道出血，长期、频繁、剧烈的咳嗽还会引起喉痛、音哑和呼吸肌痛，严重影响人们的日常生活和工作。一般情况下，对轻度且不频繁的咳嗽，只要将痰液或异物排出，就可以自然缓解，这个时候不需要使用镇咳药。但无痰剧烈干咳、有痰频繁咳嗽时会增加患者痛苦，影响休息和睡眠，甚至出现其他并发症，这个时候就不要强撑了，该用药就用药。

中医自古以来就有对"咳嗽"的记载，对咳嗽的认识历史悠久，在咳嗽治疗上积累了丰富的经验，流传下来的咳嗽方不计其数。中医认为咳嗽是指肺气上逆作声，咯吐痰液，是肺系疾病的主要症状之一；也是病邪犯肺时，肺脏为了祛邪外达所产生的一种病理反应。其实跟今天西医对咳嗽的认识差不多。

我们学中医的人有一句口口相传的话："名医不治咳，治咳丢脸面！"这是为什么呢？因为咳嗽不好治啊，很容易辨证错误。比较常见的咳嗽类型有风寒咳嗽、风热咳嗽、风燥咳嗽、痰湿咳嗽、痰热咳嗽等。《黄帝内经》也提出，"五脏六腑皆令人咳，非独肺也"，可见其他脏腑的功能失常也会导致咳嗽。例如，心火过旺灼伤肺金会导致肺热咳嗽的发生；脾胃虚弱、脾土不足会引起脾土不能生肺金，导致久咳不愈等。也就是说，光能导致咳嗽的内伤原因就有 11 种了，再加上外面的六淫邪气，至少 17 种病因。历代收方最多、最具权威性的《中医方剂大辞典》统计，古今用于治疗咳嗽的方剂多达 1585 首。一方面说明了古今医家在咳嗽的治疗上经验丰富，同时也反映出咳嗽病因病机的复杂性与治疗方法上的多样性。

《素问·咳论》说："黄帝问曰：肺之令人咳，何也？……岐伯曰：皮毛者，肺之合也，皮毛先受邪气，邪气以从其合也。其寒饮食入胃，从肺脉上至于肺，则肺寒，肺寒则外内合邪，因而客之，则为肺咳。"这段话的意思是说，肺可以通过皮肤和胃，分别从体外和体内感受寒邪。肺主皮毛，肺通过皮肤与外界环境相通，肺在外可以通过皮肤肌表感受风寒；寒冷的饮食吃进胃里，寒凉之气可以沿肺脉上行至肺脏，使肺感受寒邪。肺为娇脏，遭内外合邪侵袭，可导致肺的正常生理功能受损，表现为咳嗽。

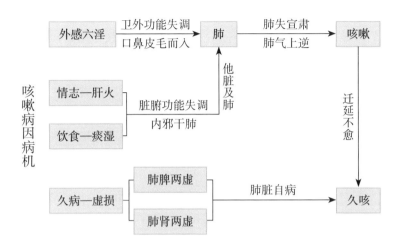

　　所以，咳嗽患者不能吃寒凉性食物以免引起肺气闭塞，不但会加重病情，还会延长咳嗽的时间。如果不加节制，吃过多寒凉食物还会造成脾胃功能下降，影响消化功能。常见的寒凉性食物有冰镇的饮料、西瓜、竹笋、绿豆等食物。大多夏天用来降温解暑的东西，其实都属于寒凉性的食物。

　　除了少吃寒凉食物，咳嗽的日常护理还需要做到以下几点。

　　◇多喝温水：咳嗽虽然不是百分之百由感冒引起的，但大部分时候都是由感冒引起的。天气温度变化，平时不注意保暖受凉时，便容易导致感冒从而引发咳嗽。好多人以为感冒咳嗽时应该多喝热水，其实这是错误的想法，当饮用水太冷或者太热都会刺激人体口腔、咽喉、食管和肠胃，所以水温过低、过高都不行，而是应该多喝温水。温水能够减轻咳嗽、滋润咽喉。

　　◇清淡饮食：中医认为咳嗽多为肺热引起，儿童尤其如此。日常饮食中，多吃肥甘厚味（即高脂肪、高热量、高糖分、过甜、过咸、味道浓郁的食物，包括各种肉制品，海鲜，点心，蛋糕，干果，零食，糖分饮料，等等）可产生内热，加重咳嗽，且痰多黏稠，不易咳出。此外，有咳嗽症状的时候，咽喉比平时更加敏感，所以尽量避免吃辣椒、葱蒜等辛辣刺激类的食物。总之，保持清淡饮食，有助于止咳。

◇少抽烟：很多患者，主要是一些有吸烟习惯的男性患者，在咳嗽时期接着抽烟，这是错误的行为。香烟中含有大量尼古丁等对身体有害的物质，这些物质对呼吸道的刺激是非常大的。但有一些人本身不吸烟，但因为周围人抽烟导致被迫吸入二手烟，二手烟也会刺激呼吸道，加重咳嗽。因此，咳嗽时患者要少抽烟，最好不抽烟，并且远离二手烟的环境，多呼吸新鲜空气，有利于咳嗽的好转。

【 沈老专家温馨提示 】

　　风寒咳嗽是平时最常见的一种咳嗽类型，一年四季均可发生，冬天受寒或者夏天空调吹多了，都可以引起风寒咳嗽。主要表现为：流清鼻涕，手脚凉，微微怕冷，怕风，舌苔淡白，舌质淡白，没有明显的喉咙痛。白萝卜蜂蜜水对治疗风寒咳嗽效果不错。白萝卜富含多种维生素，有增强身体免疫功能和抗病能力的作用。蜂蜜味甘，滋阴润燥，补益肺肾。两者放一起煮，具有润肺止咳化痰的效果。具体做法如下：先把白萝卜洗干净，切丝或者切块。再加入适量的蜂蜜搅拌混合，放进无水无油的容器中，放置一天。等到汁水渗出，这天然滋补的"药水"就完成了。

胸闷、咳嗽，可能是慢性肺炎

肺炎在我们生活中是一种常见疾病，得病者多为中老年人和小孩子。因为这两个群体免疫力相对较低，易受寒凉或病毒感染。但近些年来中青年得肺炎的人也在增加，这与他们生活压力大、易疲劳、爱抽烟等有关。前一段时间，我就接诊了一个31岁的小伙子。据他说前几天淋了雨，体温39 ℃，他很清楚自己是受凉了，所以就从网上药店买了一些治风寒感冒的药，吃药后不发热了，但近一个月总觉得呼吸困难，时不时胸闷，还咳嗽，会咳出白色黏液痰。我看了他的舌头，舌红苔黄腻，一把脉，脉滑数。很明显，他的病是由于急性肺炎没有得到及时治疗，转成慢性肺炎了。

肺炎是西医的概念。西医认为肺炎分急性肺炎和慢性肺炎两种。急性肺炎发病较快，好得也比较快，但是如果没有及时治愈就会变成慢性肺炎。慢性肺炎可能是由于病毒细菌感染、上呼吸道感染等诸多因素促成的，患者发病时常会有咳嗽、气喘、呼吸困难等这些症状，如果不及时治疗，可能会逐渐发展成为败血症、心力衰竭、呼吸衰竭等危险的并发症。

中医认为，"肺主气"，肺是体内外气体变换的场所。也就是说，肺从自然界吸入清气和呼出体内浊气，实现体内外气体交换的新陈代谢。不仅如此，它还主管人体之气的生成、气血的运行及津液的输布代谢等。若肺主气的功能正常，则气道通畅，呼吸均匀和调，清气吸入充足，宗气生成有源，气机容易调畅。若肺气不足，不仅会引起呼吸功能减弱，而且会影响宗气的生成和运行，从而出现咳喘无力、声音低怯，体倦乏力等气虚的症状。肺气虚损，呼吸功能减弱，亦可出现胸闷、腹胀等气机壅滞之症。所以，中医治疗慢性肺炎的思路是宣开肺气、畅通气血、补足肺气，从而达到标本兼治的目的。

慢性肺炎的病程一般比较长，持续 3 个月以上，在这期间肺炎很可能会反复发作，但只要不出现呼吸困难等症状或肺气肿等并发症，都可以使用中医方法治疗。中药见效的时间没有那么快，所以治疗时间一般都比较长一点，但却可以从身体内部及脏器排出毒素，排除身体内部的一些炎症反应。在门诊，医生一般会用金银花、紫苏子和天竺黄等几种药物，它们的主要功效都是帮助慢性肺炎患者清除机体内的毒素，同时可以起到消炎镇痛的效果，对患者的治疗和恢复有很好的帮助。

在吃药的同时，大家可以在饮食上进行辅助调理，慢性肺炎也好得快一些。慢性肺炎患者可多吃富含优质蛋白的食物，如精瘦肉、螃蟹、海鱼、奶制品、豆制品、鸡蛋等，提高免疫力。富含维生素的食物也要适当多吃，如番茄、菜花、猕猴桃、苹果、雪梨等富含维生素 C 的新鲜水果、蔬菜。此外，慢性肺炎患者要多喝水，以利于将口腔及呼吸道内病原微生物排出体外，也可以多吃大蒜、洋葱这类食物，帮助杀灭病毒，提高人体的抗病毒能力。我在这里再讲两个食疗方子，患者可以尝试一下。

◇瘦肉白菜汤：瘦肉 100 克，大白菜心 100 克。瘦肉切丝；白菜洗净、切丝，放入沸水中焯熟捞出，滤干水分备用；锅中加油烧五成热，放入蒜，炒至金黄色，再加瘦肉合炒，加入细盐，加水煮熟，再加白菜心煮沸，放入味精即可食用。瘦肉有补中益气、生津润肠的功效，大白菜有清热解毒、化痰止咳的功效，两者一起食用可以补气消炎。

　　◇芹菜熘鲤鱼：鲤鱼250克，鲜芹菜50克，淀粉、姜丝、蒜丝、酱油等调料适量。鲤鱼切成片，芹菜切段，把酱油、白糖、醋、味精、黄酒、盐、淀粉用上汤调成芡汁。锅中加油烧至五成热，放入鱼片熘散，放姜丝，加芹菜段炒出香味，烹入芡汁，起锅即可。鲤鱼有清热解毒、利尿消肿、止咳下气等功效，芹菜有平肝清热、祛风利湿、养神益气等功效，两者一起食用对慢性肺炎有辅助治疗作用。

　　此外，按摩中府穴、云门穴等可帮助患者减轻症状。并拢食指、中指、无名指放于锁骨下方，同时手向外推，肩关节往里收，手指触摸的位置会有一个坑，此时食指碰到的位置是云门穴，无名指碰到的位置是中府穴。每天坚持按揉，早、中、晚各一次，每次5～10分钟。

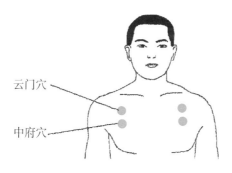

【沈老专家温馨提示】

◇芦荟酊是抗菌性很强的物质，能杀灭真菌、细菌、病毒等病菌，抑制和消灭病原体的发育繁殖，可以促进慢性肺炎患者恢复。吃法也很简单：准备一根肉厚而大的新鲜芦荟叶，去刺剥皮后取出果冻部分，用热水烫过后放在冷水中降温，切成 3 毫米的片，加盐、味精、生抽，喜欢甜味的可加一点糖，就可直接食用。每天 100～200 克为宜，不宜过多。

◇奶油富含油脂，是培养细菌的好物质，容易导致慢性肺炎患者病情加重，所以尽量不吃。

痰中带血，小心肺结核

新型冠状病毒的大肆流行加深了广大人民群众对呼吸系统传染性疾病的认识和防护。在众多呼吸系统传染性疾病中，还有一种疾病的传染性也很强，它就是有着"白色瘟疫"之称的肺结核。我国人口基数大，是全球肺结核第二大国，每年新发肺结核患者有几十万。我前段时间接诊过一个小伙子，1988 年出生的，现在是一家软件公司的技术人员。从小在农村干着各种农活长大的，身体一直挺好的，除了偶尔感冒，喉咙发炎，没生过什么大病。但前 2 个月，他在外地出差的时候，突然感觉喉咙痒痒的，忍不住咳嗽，一直咳个不停，然后喉咙一股咸腥的液体涌出来，吐出来一看，是一口鲜血。他一看这阵仗就知道情况不妙，马上去附近的一个医院看急诊。医院查了一遍，觉得他这不是普通的咳嗽咯血，建议他去专门的胸科医院进一步检查。在胸科医院做了胸片、痰培养、结核菌素实验等各种检查后，小伙子被确诊为肺结核。

结核病又称"痨病"，是由一种叫结核分枝杆菌的细菌感染后引起的慢性传染病，其中 80% 发生在肺部，形成肺结核。当咳嗽咳痰的时间比较长，超过了 2 周，出现咯血或者痰里带血丝时，就要高度怀疑肺结核了。此外，胸闷、胸痛、午后低热、晚上睡着了出汗、全身无力、胃口变差或者体重减轻等也是肺结核的常见症状。这个小伙子的症状还是比较典型的，有明显的咯血，做完检查之后，很容易就确诊了。但他觉得很疑惑，他小时候明明接种了预防结核病的卡介苗，怎么还会感染上肺结核呢？

卡介苗是用于预防结核病的疫苗，使用活的无毒牛型结核杆菌制成。接种到人体后会引发人体自身的免疫反应，当人体再次感染结核分枝杆菌时，阻止结核分枝杆菌的繁殖和扩散，并能使病变局限化。卡介苗的确能够预防结核病，特别是预防严重的儿童结核性脑膜炎和粟粒性结核的发生。但是，随着疫苗接种时间的延长，这种抵抗力会逐渐减弱直至消失。而且有临床研究已经证实卡介苗只对儿童重症结核病有较好的保护作用，对成人结核病基本无保护力。也就是说接种卡介苗可以在一定程度上预防结核杆菌的感染，但不能完全避免被传染。

作为一种流传了几千年的疾病，一提起结核病，很多人都会有一种不寒而栗的感觉，尤其是肺结核，既为大众所熟知，也往往令人闻而远之。在许多文学著作中也出现过它的身影，《红楼梦》中的林黛玉，鲁迅小说《药》中的华小栓，皆因肺痨而死。民国时期，瞿秋白、郁达夫、巴金等名人也都患过肺结核。

在传统中医学中，肺结核归属于肺痨的范畴，自古以来就是"风""痨""臌""膈"四大沉疴痼疾之一。早在两千多年前的《黄帝内经》中，就已经记载过肺结核的相关症状："大骨肉高，大肉内陷。咳，喘形；身热，脉小以疾"。给大家逐字翻译一下啊，大骨肉高，大肉内陷：意思是身体消瘦。咳：咳嗽、咳痰。喘形：喘憋、憋胀比较明显。身热：发热、低热、乏力。脉小以疾：脉形细、硕。由此可见，中医肺结核的症状表现跟西医肺结核的症状表现其实差不多。晋代《肘后备急方》进一步认识到肺结核具有传染性，指出"死后复传之旁人，乃至灭门"。直到现在，肺结核仍是导致人类死亡人数最多的传染病之一。

肺结核症状如下图。

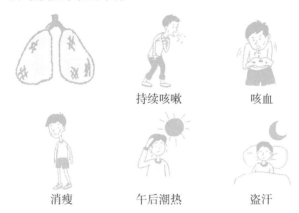

持续咳嗽　　　　咳血

消瘦　　　午后潮热　　　盗汗

我们国家是一个结核大国，结核患者几乎随处可见，如何避免自己被传染呢？

第一，接种疫苗是有效预防各种传染疾病的有力武器，我们国家的疫苗接种政策是在新生儿时期可以免费接种卡介苗，这可以有效预防儿童重症结核病的发生，但仍不能完全避免被传染。

第二，房间要经常开窗、通风，尤其是人员密集的场所，比如学校教室、集体宿舍、办公室等。

第三，尽量少去通风不良、人流密集的公共场所，外出时佩戴口罩，注意回避打喷嚏、咳嗽等"潜在源头"。当要进入较高危险的场所时，比如医院、结核科门诊，建议佩戴医用防护口罩。

第四，结核病虽然是一种传染病，很多人都被感染了结核分枝杆菌，但有结核杆菌感染不代表一定会发展成为结核病。被感染者一生发生结核病的概率大概为 10%，发病与否与机体的免疫力密切相关。所以，要养成良好的生活作息习惯，做到饮食均衡，劳逸结合，保证足够的睡眠，保持愉悦的心情，增强自身免疫力；一旦患有影响免疫力的疾病，一定要定期筛查结核病。

肺结核是一种慢性消耗性疾病，多数患者在患病期间处于营养失衡状态。合理的饮食与充足的营养补充对机体康复很重要。那么，肺结核患者应该怎么吃呢？

中医认为，肺结核患者由于长期低热、盗汗，属"阴虚火旺"体质，因此饮食上需要注意滋阴清热，勿助阳生热。滋阴清热的食物多为蔬菜瓜果，如苦瓜、冬瓜、黄瓜、番茄、白萝卜、西瓜等。助阳生热的食物常有牛肉、羊肉、狗肉、韭菜、姜、葱、蒜、茴香、胡椒、辣椒等，包括煎炒、炙烤的热性食物。

前面我们提到过肺结核是一种慢性消耗性疾病，丰富的营养对身体的恢复起着很重要的作用。加强营养可以补给患者充足的热能和营养，满足结核病灶修复的需要，增强机体抵抗力，所以要多吃米、玉米、小米、高粱、小麦、大麦、土豆、红薯、山药等高热量食物。高蛋白是修补人体受损组织的重要营养素，每天保证摄入充足的优质蛋白，有益于结核病灶的愈合和身体康复。富含动物蛋白的食物有猪肉、牛肉、羊肉、鱼肉、扁豆、花生、黄豆和豆制品（包括豆腐、豆浆）、鸡蛋、牛奶、酸奶、羊奶等。

此外，新鲜蔬菜水果富含维生素、矿物质和膳食纤维，能满足人体对微量营养素的需要。维生素 C 有利于病灶愈合和血红蛋白合成；B 族维生素可对抗因异烟肼（抗结核药）而引起的副作用，应供给充足。同时鼓励患者行日光浴或户外活动，增加维生素 D。

【沈老专家温馨提示】

肺结核患者由于肺部小血管的损伤，时常会咯血，久而久之会造成贫血。另外，结核病本身对人体造血功能也有抑制作用，故养血、补血食物不可少。含铁丰富的食物有补血作用，如动物肝脏、瘦肉、蛋黄、绿叶蔬菜、食用菌等。排骨含有直接生血原料，排骨的髓腔内，都积存大量的补血成分，多喝排骨汤对结核患者也是有利的。

第四章　那些容易被误诊的肺病

突发背痛，也许是气胸惹的祸

之前有个年轻小伙，胸闷、胸痛、背痛好几天了，活动以后觉得有点气不够，刚开始怀疑是心梗了。做了心电图没啥事，查了肌钙、肌酶这些指标也没有问题，再加上他这么年轻，平时生活作息良好，不吸烟也不喝酒，心梗这个可能性基本就可以排除了。我一看他，长得高高瘦瘦的，还是个年轻男性，高度怀疑他是气胸，就让他去做了个胸片，果不其然，和我的猜想如出一辙。

什么是气胸？"气胸"这个医学概念还挺抽象的。如果把肋骨跟肌肉组成的胸廓当作是一个盒子，那么我们可以把肺看作是放在盒子里的气球。正常情况下，气球吹得满满的并且充满着整个盒子。但如果因为某种原因，比如说胸壁开放伤、气管损伤或者肺损伤导致气体进入了盒子，挤占了气球原本的空间，气球受到压迫体积变小，此时的肺叶也会受到气体的挤压，就像汽车内胎被钉子砸破漏气导致内胎瘪掉一样。外界的气体或者肺本身的破裂造成的气体进入到胸膜腔，使胸膜腔的负压消失，就会使得肺不能够跟随胸壁的运动，来完成呼吸运动，这种病理过程，就叫作气胸。

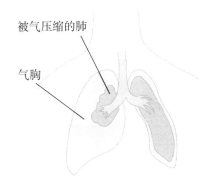

被气压缩的肺

气胸

　　我看一眼这个小伙就怀疑他是气胸，难道我有火眼金睛吗？当然没有！因为气胸偏爱"瘦高个"。气胸常常发生在又高又瘦的中青年人群中，具体的发病机制尚不清楚，可能是因为高瘦人群在发育过程中，某一个短暂的时期里，身高长得很快，胸膜腔快速延长。但在这个过程中，肺实质的发育却没有很快跟上，导致胸膜顶部的压力增大，造成局部的负压，所以发育的时候形成了先天性的肺大泡。简单来说，就是个子长得太快，而肺的发育却没来得及跟上。

　　像这个小伙属于少量气胸，症状还是比较轻微和典型的，胸闷胸痛，活动后还出现气短的情况。如果是大量气胸就会导致呼吸困难，肺部被压缩得越厉害，呼吸困难就越严重，甚至可能会造成类似呼吸循环障碍的表现。如果气胸合并了胸腔出血，就变成了血气胸，临床症状非常严重，甚至会出现失血性休克等一系列的表现，危及生命。

　　外界创伤、肺部疾病等都可能导致气胸。而针刺不当所引起的气胸，是最常见的针刺意外之一，在物理性损伤中，其发生率占首位。在我国古医籍中，对此也多有记载。正如《素问·刺禁论》所说："刺缺盆中内陷，气泄，令人咳逆……刺膺中陷中肺，为咳逆仰息……刺腋下胁间内陷，令人咳。"《普济方》也说："胸前诸穴不可伤，伤即令人闷到。"气胸如损伤较重或处置不当，常常会引起严重后果，《素问·四时刺逆从论》就有"刺五脏……中肺三日死"之说。

《三国志·华佗传》也曾记载，在东汉末年，江北某郡一督邮徐毅患病，华佗去为他诊治。徐毅告诉华佗，昨天让官府内负责医疗的小官吏刘租针刺胃部后，他就常常咳嗽，十分痛苦以至于躺下休息都不安宁。华佗告诉他，这是因为针刺未及食管，而误中肺脏了。他还告诉徐毅，食量将会日益减少，过了五日就不能挽救了。随着现代解剖学的发展，我们已经知道当针刺抵达食管时，其深度已足以穿过胸膜腔。若伤及肺组织，必然造成创伤性气胸。因此，有学者认为这是我国最早记载气胸病例的文献。

我国气胸全年发病率约为 34/10 万，也就是说每 10 万个人中就有 34 个气胸患者。按全国总人口 14 亿来算，每年差不多有将近 50 万人在被气胸折磨。其中，男女比例约为 3.3∶1。也就是说，大约每 4 个气胸患者中就有 3 个男性，只有 1 个女性。瘦高青壮年、长期吸烟者是气胸的高危人群，而患有慢性肺疾病，比如肺气肿、肺结核等患者也容易发生气胸。那这些高危人群怎么才能避免气胸的发生呢？

当人们做一些剧烈运动，尤其像举重这类要求身体在短时间内瞬间爆发巨大能量的运动时，容易诱发气胸。这类运动会使肺内压突然升高，那些质量不太好的肺泡，很容易形成肺大泡，甚至直接爆掉，成了气胸。拳击、俯卧撑、举铁、拔河、打篮球，都是对肺泡质量要求比较高的运动，肺泡弱的朋友们要小心！剧烈运动虽然可能会导致气胸的发生，但适度的运动可以增强肺功能和身体素质。因此，适量运动对身体是有好处的。可以选择一些温和的运动，比如散步、打太极拳、慢跑、骑自行车等。做好充分的准备活动，也能在一定程度上避免气胸的发生。

香烟含有多种有害物质，是多种疾病的诱发因素，对肺部的危害尤其大，能使肺及支气管的防御能力下降，患上支气管炎或肺炎，也可以直接对肺泡壁造成损伤，使先天性肺大泡加重或产生肺气肿。时间长了，肺泡越来越大，随随便便一个深呼吸、喷嚏都可能引起肺泡破裂，引发气胸。所以，想要健康地大口呼吸就要减少外界对肺功能的影响，戒烟减轻肺部的负担。

此外，气胸高危人群还需要多吃新鲜的蔬菜和水果。尤其是富含维 C 的食物，便于增强抵抗力，同时也要多吃富含蛋白质的食物，如鱼肉、鸡蛋等。增强身体的营养，提高身体的抵抗力。多吃香蕉可以通畅我们的排便，减少因为便秘，用力过猛对我们的肺脏造成损伤。

【沈老专家温馨提示】

气胸最大的特点是易复发，不管是选择手术治疗，还是保守治疗，都有一定的复发概率。复发率与吸烟，身高，体重以及年龄有关。此外，是否复发也与基础疾病类型相关。所以，建议气胸患者平时应注意做好护理工作，对于预防气胸有一定的帮助。一旦气胸出现复发，也应及时就诊，以防病情加重而造成更大危害。

口唇青紫，是严重缺氧的征兆

正常人的嘴唇红润，干湿适度，润滑有光，通过嘴唇的变化能够反映出身体的情况，是健康的晴雨表。如果身体出了什么毛病，口唇上也会有表现。前几天李大爷一进诊室就把头仰起来，让我观察他的嘴唇。我仔细看了一下，发现他的嘴唇发紫，问他这种情况多久了，他也说不清楚。他老伴这两天说他嘴唇颜色好像比之前深了，他怕自己身体出了什么毛病，就赶快来医院看了。我估摸李大爷肯定有长期的吸烟史。一问果然是这样，吸烟好几十年了，是个老烟民，烟瘾大得很，一天至少吸 1 包，经常咳嗽咳痰，最近活动量大了，还觉得有点喘不过气来，但不是特别严重，也就没当回事。我怀疑大爷十有八九是肺有问题，便开了个胸部和肺部 CT 让他去做。

嘴唇发紫为什么要查肺呢？在前面的内容我们已经提到过，肺是我们的呼吸器官，是气体交换的主要场所，吸入氧气，排出二氧化碳。如果肺出了问题，呼吸功能就会受到限制，没有办法吸入足够的氧气，身体得不到充足的氧气供应，就会出现组织器官缺氧的现象。而我们的嘴唇含有丰富的毛细血管，对缺氧十分敏感。一旦身体缺氧，口唇就会出现发紫的现象。李大爷是个有几十年吸烟史的老烟民了，长期咳嗽咳痰，最近还出现了气促的症状，患上慢性阻塞性肺疾病、慢性肺气肿的可能性非常大。除了这两种疾病，肺水肿、肺淤血、支气管炎等呼吸系统疾病也可以引起口唇发紫的情况。那口唇发青发紫查个肺就可以了吗？当然不是！肺部疾病只是引起口唇青紫的一部分原因。

　　氧气进入肺脏以后，先和血液中的血红蛋白结合，再通过血液循环会把氧气带到身体各个部位，维持正常的生命活动。如果身体的血液循环系统出现问题的话，血红蛋白与氧气结合就会减少，从而会导致身体缺氧，出现口唇发紫的现象。所以说，先天性心脏病、冠心病、心力衰竭等心血管疾病都可以引起口唇青紫。此外，消化系统出了毛病也可能引起这种情况，同时往往伴有胃口差、消化不好等症状。

　　西医讲完了，我们再来讲讲中医是怎么认识口唇青紫这个问题的。《医学传真》说："内外唇肉脾所主也。"什么意思呢？意思就是说嘴唇的肌肉由脾所主。所以，嘴唇的色泽形态可以反映脾的功能正常与否。脾气健运，气血充足，营养良好，则嘴唇红润而有光泽。如果脾的功能失调，嘴唇的色泽形态就会出现异常的变化。嘴唇变紫多是气滞血瘀，是阳气虚弱、血行不足或血液郁滞（即血液循环不佳）的表现。身体受寒之后，会影响到末端的血液循环，血液流动速率减慢，就很容易让嘴唇发紫，甚至还会伴随发抖、牙齿"打架"的状况。此外，如果长时间吃大量冷冻食物，比如冰激凌、冰饮料，或者是长期住在比较阴暗潮湿的地方，也是会让嘴唇发紫的。这些都是因为体内寒气重导致的。这种情况的口唇青紫还是比较好处理的，平时注意保暖、少吃寒凉食物、尽早搬到温暖干燥的地方就可以了。

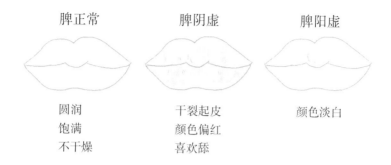

脾正常　　　　　脾阴虚　　　　　脾阳虚

圆润　　　　　　干裂起皮　　　　颜色淡白
饱满　　　　　　颜色偏红
不干燥　　　　　喜欢舔

　　中医还有"青主寒痛瘀惊风"的说法，意思是青色与寒症、痛症、血瘀、惊风（俗名"抽风"，指小儿抽搐、昏迷）有关。受寒了，还有各种原因引起的剧烈疼痛都可能引起嘴唇的青紫。如果是血瘀引起的，那情况就比较复杂了。血瘀在中医里是病情发展到一定程度才会出现的表现，需要找对根本原因才能对症下药，药到病除。因此，一旦出现血瘀，最好尽早就医。血是由气变化而来，气血充斥于皮毛之中，一旦受阻的话，就会凝成为斑点，这就是血瘀。除了口唇青紫以外，脸色暗沉、易瘀青、痛经、月经有血块、舌头容易出现瘀斑瘀点等都是血瘀的表现。"瘀血不去，新血不生。"血瘀体质的人，首先要做的是把体内的瘀血祛除，新鲜又健康的血液才能在体内畅通无阻地运行。而清除体内瘀血，就要疏通气血，疏通气血又要依赖于心气，让心阳振奋推动血行，血瘀的问题自然也就迎刃而解。我分享几种药食同源可以帮助活血化瘀的食材，大家平时在家里煮汤的时候可以适当放一些。

　　◇山药：山药具有健脾益胃、补肺益肾、补中益气、养心安神等多种作用。山药的黏液蛋白可以降低血液中胆固醇的浓度，阻止血脂在血管壁的沉淀，保持血管弹性，防止动脉硬化。而山药中的多巴胺能扩张血管，改善血液循环。

◇黑木耳：黑木耳具有益气强身、滋肾养胃、活血等功能。它能抗血栓、降血脂，从而降低血液黏度、软化血管，使血液流动通畅，减少心血管疾病的发生。黑木耳还有较强的吸附作用，有利于将体内的代谢废物及时排出体外以达到净化血液的目的。

◇红花：红花可以活血通经、祛瘀止痛，对心血管系统有明显的保护作用。因为它含有一定数量的强心苷，能增强人类心脏功能，而且能净化血液，阻止血压、血脂升高。经常用它泡水喝，可以降低心肌梗死和脑血栓以及中风等疾病的发生概率，也明显提高心血管健康的整体水平。

因为肺部疾病引起口唇青紫的人数还是比较多的，所以养肺的重要性不言而喻。一天中养肺的最佳时间是7—9点，这时肺脏功能最强，最好此时进行慢跑等有氧运动，能强健肺功能。而肺脏功能最弱的时间是晚21—23点，晚饭后口中含一片梨，到睡前刷牙时吐掉，可以滋润肺脏。秋季还可以多食蜂蜜、百合、银耳等具有滋阴、润肺、养胃、生津作用的食物，并加强对水分和维生素的摄入。

"笑"可能是最"便宜"且有效的一种。中医有"常笑宣肺"一说。而现代医学研究证明，笑对身体来说的确是一种最好的"运动"，尤其是对呼吸系统来说，大笑能使肺扩张，人在笑中还会不自觉地进行深呼吸，清理呼吸道，使呼吸更通畅。另外，人在开怀大笑时，可使更多的氧气进入身体，随着流畅的血液行遍全身，让身体的每个细胞都能获得充足的氧气。

【沈老专家温馨提示】

红花泡水喝能调节内分泌，可加快身体代谢与毒素排出，防止多种有害物质对皮肤产生伤害，更能防止色素在皮肤表面堆积。坚持用红花泡水喝可以使皮肤保持红润细滑的健康状态，广受女性朋友的喜爱。可是，红花虽好，却不是人人都能喝。孕妇、月经期间的女性以及脾胃虚弱的人都不能够服用这味中药材。因为红花具有活血化瘀的作用，不正确服用会导致月经期女性经血停不下来，出现崩漏，长期如此，甚至可以引起严重贫血。若是孕妇没有科学使用红花则有可能导致流产。

杵状指，严重肺病的信号

去年有个患者来找我看咳嗽，我给他把脉时，注意到他手指末端肿大，像个小萝卜头，以我多年的行医经验，我有预感这不是什么好的征兆，可能是肺癌，就急忙催他去做个肺部 CT。但患者觉得他身体特别健康，没有任何问题，认为我是在坑他的钱，死活不愿意去做检查。前几天他又回来找我，说他很后悔当初没有听我的话。原来他去年从医院回去后，咳嗽就越来越严重，时不时还咳点血出来，人也越来越消瘦，到医院一查，果然是肺癌。但是已经进展到中晚期了，连做手术的机会都没有了，现在只能保守治疗。如果他当初听了我的话，在肺癌早期的时候就做手术切掉，就不会变成今天这样的结果了。

杵状指本身不是疾病，却可能是多种疾病的表现，它的发病机制到现在都还没有完全弄清楚。现在医学界比较认同的一个观点是，可能与肢体末端慢性缺氧、代谢障碍及中毒性损害有关，缺氧时末端肢体毛细血管增生扩张，血流丰富，软组织出现增生并且增大，大多数情况下这种表现是不伴随疼痛的，但是久而久之会出现手指的变形，就像铁杵一样。指头粗，指甲大就一定是杵状指吗？不一定！杵状指的末端指节比起正常指头明显增宽、增厚，指甲从根部到末端呈拱形隆起，食指端背面的皮肤与指甲构成的基底角 ≥ 180°，拇指最明显。

我为什么一看到杵状指就怀疑患者是肺癌呢？这是因为许多肺癌患者在早中期都会出现杵状指的表现，肺部长了癌堵住了气管，呼吸功能肯定出了问题，气体交换功能失常，氧气摄入不足就会引起其他组织器官缺氧。长期处于缺氧状态就会导致手指尾端组织异常增厚，慢慢就形成了杵状指。只有肺癌才会引起杵状指吗？当然不是！除了肺癌，支气管扩张、肺纤维化、结核等呼吸系统疾病都可能出现杵状指。除了呼吸系统的问题，心血管疾病、消化系统疾病，只要能引起缺氧，都有形成杵状指的可能。

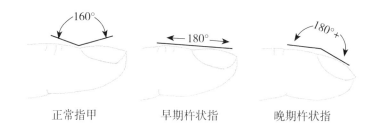

| 正常指甲 | 早期杵状指 | 晚期杵状指 |

但是 75% ~ 80% 的杵状指（趾）都见于肺部疾病，其中肺癌是罪魁祸首。2017 年国家癌症中心的统计报告显示，中国肿瘤发病居首位的是肺癌，每年的肺癌新发病例约 78.1 万。肺癌的征兆和表现不仅仅只有杵状指这一种，当发现身体出现这几个症状时，一定要引起警惕。

◇咳嗽：咳嗽是肺癌最常见的早期症状表现，以阵发性刺激性呛咳为主，患者经常有咳不净的感觉，一般没有痰或者只咳出少量白色泡沫痰，如果继发了感染会出现脓痰。

◇咯血：咯血在肺癌患者中是很常见的，多为偶尔痰中带血丝，以此为首发表现的患者约占三分之一。

◇胸痛：除了肺癌，肋骨神经炎、心绞痛都会引起胸痛，但由肺癌导致的胸痛一般是持续性的，主要是因为肿瘤侵犯了其他组织而出现了痛感。

中医古籍中并无肺癌这一病名的记载，但根据肺癌的临床症状表现可以将它归属于中医"肺积""息贲""咳嗽""咯血""胸痛"等疾病的范畴。虽然中医没有肺癌这个病名，但早在《内经》中就有了对本病的认识与相关记载。《素问·奇病论》说："病胁下满气上逆……病名曰息积，此不妨于食。"《灵枢·邪气脏腑病形》说："肺脉……微急为肺寒热，怠惰，咳唾血，引腰背胸。"简而言之，肺癌是由于正气内虚、邪毒外侵所引起的，以痰浊内聚，气滞血瘀，蕴结于肺，以致肺失宣发与肃降为基本病机，以咳嗽、咯血、胸痛、发热、气急为主要临床表现的一种恶性疾病。

正虚（内因）与邪实（外因）是肺癌发病的主要因素。具体怎么理解呢？"正气存内，邪不可干"。正气具有维持人体正常生理活动以及抵御外邪的功能。如果正气不足，人体正常生理功能必然下降，免疫力变差了，邪气乘虚而入，邪毒积于肺，肺气郁结，血行瘀滞，以致肺癌的发生及恶化。正气亏虚包括脏腑功能衰弱和气血阴阳的虚损。脏腑功能衰弱主要与肺、脾、胃、肾脏相关，而与肺癌发生关系密切的气血阴阳失调主要是气、血、阴、阳的虚损。正虚讲完了，我们再来谈谈邪实。邪毒入侵人体，但因为正气不足，抵抗力差，没有办法与邪毒进行斗争，以致毒邪留滞于肺，肺气塞滞，津液不布，炼液成痰，久而化热，阻滞气机，致使痰热毒郁结于肺，形成肺癌。

癌症本身是一种消耗性疾病，患者普遍存在营养不良，体重减轻的情况，这不仅是癌症患者的症状之一，也是使其预后恶化的原因。经各种方式治疗的患者容易产生不同程度的厌食、恶心、呕吐、吞咽困难等，也可以导致营养状况恶化，反过来又影响治疗效果。因此，对营养不良的患者进行营养支持是必要的。下面给大家推荐三种适合肺癌患者食用的药膳。

◇甲鱼川贝汤

材料：甲鱼 1 只，川贝母 6 克，鸡汤 500 克，生姜、食盐、花椒各适量。

做法：将甲鱼杀后，去壳、头、爪，切成块，放入砂锅中，加入川贝母、生姜、食盐、花椒、鸡汤和适量清水一并炖煮，先用大火烧沸后，再用小火慢炖，至熟烂后调味即可。食用甲鱼、饮汤，可佐餐服食，也可单独食用。

功效：养阴清热，润肺止咳。适用于咳嗽痰不多，口干喝水少，舌红少苔，脉细弱的肺癌患者。

◇黄芪粳米粥

材料：炙黄芪 50 克，人参 5 克，粳米 150 克，白糖少许，清水适量。

做法：炙黄芪、人参切成薄片，用冷水浸泡半小时，放入砂锅煎沸，再改用小火煎取浓汁，再把粳米和药液、清水加在一起，文火煮至粥熟。粥成之后，可以放入白糖少许，稍微煮一下即可食用。

功效：补气扶虚，健脾益胃。黄芪、人参、粳米同煮为粥，不仅起到协同作用，还有助于人参、黄芪的有效成分在肠胃内的消化吸收。适用于肺癌正气不足，食欲不振的患者。

◇甘草雪梨煲猪肺

材料：甘草 10 克，雪梨 2 个，猪肺 250 克，冰糖少许。

做法：梨削皮、切成块；猪肺洗净、切成片，挤去泡沫，梨、猪肺与甘草同放入砂锅中，加入少许冰糖、适量清水，用小火熬煮 3 小时后服用。喝汤、食猪肺。每日 1 次。

功效：润肺祛痰。适用于咳嗽少痰，口干，盗汗，易疲劳，精神疲倦，舌红少苔，脉细弱的肺癌患者。

【沈老专家温馨提示】

面对任何癌症，早发现、早治疗、早治愈是最佳选择。尤其是肺癌，近 70% 肺癌患者确诊时已经是晚期，一方面是因为早期肺癌症状并不明显，另一方面和他们没有重视肺癌发出的一些预警信号有关。因此，推荐以下高危人群及时做肺癌筛查：每年做一次低剂量的螺旋 CT 检查。

◇年龄 55 ~ 74 岁。

◇吸烟史、二手烟接触史，特别是 ≥ 30 包 / 年吸烟史，戒烟 < 15 年。

◇长期从事环境与职业暴露的特殊人群，如石油化工、水泥煤炭、钢铁和重金属等行业。

◇肿瘤家族史：特别是一级亲属肺癌病史和患者本人其他肿瘤史。

◇肺部慢性疾病：如慢性支气管炎肺气肿、肺间质纤维化、陈旧性肺结核患者等。

第五章 肺主气，气色好不好，肺说了算

面色红润，肺气功劳最大

前段时间有一个姓王的患者来找我看鼻炎，他老婆陪他来的。王先生面色红润，脉象也算平稳，不难治疗，开几剂中药回去吃几天差不多就能好了。反而是陪着来看病的王太太，毛病可不小，她虽然表面上没有什么不舒服，没有咳嗽咳痰，也没有鼻塞流涕，但我看她面色晦暗，皮肤没有什么光泽，说话也有气无力的，有点像肺气虚的表现。我把了一下她的脉，脉沉细，右寸脉尤其明显。再详细询问了一下病史，自诉平时容易乏力疲倦。我就给王太太加了一个号，也给她开了几剂中药。她吃了一个星期后，就高兴地打电话跟我说，自从喝了我开的中药，面色红润，皮肤都变好了，人也更精神了。

面色红润，其实就是我们平时说的气色好。"气色"究竟指什么？好像没有多少人去深究过这一点。我们得把气色这个词拆开来看，"气"在中医指的是先天的元气和脏腑经络之气，主要由肾中精气、脾胃水谷之气和肺中清气等组成，分布在我们的全身各处。而"色"指的是人的外在形象，即外表相貌以及精神状态。中医说"有诸内，必形于外"，内在的气与外在的色是存在

联系的，曾国藩在他的相面书《冰鉴》中也曾说："人以气为主，于内为精神，于外为气色。"什么意思呢？意思就是说一个人身体的好坏、体内气的足与不足，能从外表的脸色看出来。因此，想要脸色红润好看，最关键的点就在于补气。

补气是一个宽泛的概念，有肾气、脾气、肺气、心气等。到底该补哪种气呢？当然是补肺气！《黄帝内经》说："上焦开发，宣五谷味，熏肤充身泽毛，若雾露之溉，是谓气。"肺主宣发，我们可以简单把它理解为一个灌溉机器，机器里喷出来的水滋润草坪，这就是宣发，说回人体，就是肺可以把水谷精微向上、向外散布到身体各个部位，这样四肢百骸、皮肤肌肉、体表皮毛都能够得到滋润。

《素问·五藏生成论》说："肺之合皮也，其荣毛也。"肺主皮毛，皮毛是人体最外面的一层组织，与肺的关系十分密切。当风寒湿热等外邪侵袭人体时，常常先侵犯皮毛，再由皮毛犯肺，出现恶寒发热、鼻塞流涕、咳嗽咳痰等症状。当肺气不足时，皮毛就会干枯，没有光泽。面色也属于皮毛的一部分，有些女性脸色蜡黄、苍白，或者年纪轻轻就长皱纹，这多半是因为肺气虚，津血不能滋润充养肌肤所致的。而肺气足的人，皮肤往往滋润光滑、有弹性，面色红润。

肺除了跟我们的面色有关，跟大便也息息相关。一个是管呼吸的，一个是被大肠管的，这两个是怎么扯上关系的？大肠的功能是传导糟粕，将小肠调度来的废物进一步处理，多余的水分回收，没用的废物排出体外。若大肠传导功能失常，就会出现便秘。大肠与便秘有关这很好理解，那怎么理解肺和大便的关系呢?《黄帝内经》说:"肺与大肠相表里,主气,司呼吸,通调水道。"当肺有问题时,就会影响到大肠;反过来,大肠的问题也一定会影响到肺。美国科学家也验证了这一点。《科学》杂志在 2018 年 1 月 5 日发表的一项重要研究却显示:"参与机体的稳态、哮喘和慢性阻塞性肺病等病理过程的天然淋巴细胞,会从肠道迁移到肺部参与肺部免疫反应。"唐宗海《医经精义·脏腑之官》说:"大肠所以能传导者,以其为肺之腑。肺气下达,故能传导。"大肠糟粕能向下传导靠的是肺的肃降之气。肺受邪以后,肺气不宣,肃降功能失常就会产生便秘。肺气虚也容易造成习惯性便秘,这种便秘的特点是大便不是很干燥,但是每次排便都很费劲,甚至能累出一身汗。便秘虽然不是什么大病,但却可以让人痛苦不堪。宿便产生的臭气,可以引起口臭。宿便产生的毒素被肠道反复吸收,通过血液循环到达人体的各个部位,导致皮肤粗糙、面色晦暗、毛孔扩张、长斑,还会引起乏力、急躁、记忆力减退等问题。如果便秘久治不愈,可以考虑从肺方面入手,四诊合参,辨证论治,采用宣肺或者补肺气的方法。

太渊穴位于腕掌侧横纹桡侧,桡动脉搏动处。具有补肺益气、止咳化痰之功效。用拇指及甲尖掐按太渊穴,每次 3 ~ 5 分钟,可以补肺气、利心脏。促进血液循环,还是保健心脑血管,预防心肺疾患最方便、最省事、最省钱的有效方法之一。

民以食为天,食疗对补肺气也很重要。

第五章 肺主气，气色好不好，肺说了算

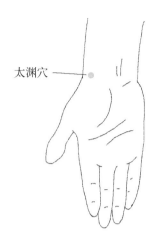

太渊穴

◇太子参山药芡实排骨汤

材料：太子参 15 克，鲜山药半根，芡实 15 克，排骨 200 克，生姜 3 片。

做法：将所有药材用清水洗净后放入锅中，加适量水开大火煮开；大火煮开后，转小火炖煮约 1 小时，加入适量食用盐调味即可。

功效：山药、芡实均是药食两用的珍品，并被《神农本草经》等历代医药学古籍列为补虚益气的佳品，常服有健身延年的效果。山药、芡实性温，可健脾祛湿，帮助清除体内湿邪。太子参味甜、色土黄，可补脾益气，脾土生肺金，脾气足了，可以帮助补肺气，肺气足则不易被外邪侵袭体表而发生肺系统疾病。三者合用，可补益肺脾之气，增强抵御外邪的能力。

◇薏仁山药粥

材料：生薏苡仁 60 克，生山药 60 克，柿霜 30 克。

做法：先把薏苡仁煮至烂熟，而后将山药捣碎，柿霜切成小块，同煮成糊粥。

功效：补肺、健脾、养胃，适用于阴虚内热、劳嗽干咳、大便泻泄或者便秘，食欲减退等一切脾肺气虚的病症。

当然，一个人的肺气强弱，不仅与饮食有关，也与生活习惯、情绪有莫大关系。长期熬夜、抽烟、饮酒等坏习惯可能导致肺气虚。俗话说"过悲伤肺，过怒伤肝"，如果性格过于悲观，总是杞人忧天，只要遇到一点点小事就开始悲忧伤感，久而久之肺气郁滞也会伤到肺脏，引起肺气不足。而肺气弱又会影响一个人的情绪，更加容易受到外物的影响，形成更加愁惨悲戚的恶性循环。所以，想要肺气足，摒弃不良生活习惯和保持乐观向上的心态同样重要。

【 沈老专家温馨提示 】

古人在长期的实践基础上，将食材分为了上、中、下三品，其中上品主养命，以应天，无毒，多服不伤人，可以长久温柔地滋养身体。山药就是这样一种上品食材，能蒸能煮能炖能炒能煲，关键是还能治病！山药虽然好比"天然人参"，对人体益处极大，但并不是人人都适合吃。

◇对山药过敏的人：山药中含有皂角素和山药碱，少数人吃了以后，会出现反酸、腹泻等过敏的症状，一旦有过敏症状，要立即停止食用，及时就医。

◇患有糖尿病的人：山药中含有的黏液蛋白具有降低血糖的作用，明明有益于治疗糖尿病，为何患者要少吃呢？这是因为山药中约 60% 的成分都是淀粉，加上主食里的淀粉含量也不低，共同进食就会造成血糖不稳。所以，糖尿病患者千万不能盲目食用山药，一定要控制好淀粉的摄入量。

◇腹胀便秘的人：山药中淀粉丰富，且还有收敛作用，对于经常便秘和大便干燥的人群，吃多了山药会加重便秘症状。除此之外，山药可以带来较强的饱腹感，使腹胀的感觉更加严重。

◇易上火的人：现在有好多人喜欢吃火锅，尤其是麻辣的，蘸料加很多辣椒，再加上很多的肉食、甜饮料，本就容易上火。而山药终归属于滋补食物，吃多了反而是"火上加火"。

脸色发白，肺气不足惹的祸

前两天门诊来了一个年轻的小姑娘，白白净净的，不过我越看她的脸色越觉得不对劲，白得没有一点血色。我问她是不是化妆了？她说没有，甚至用颇为骄傲与自豪的语气跟我说，为了美白，她打了不少美白针，也吃了不少美白药，才拥有今天这个白度的。小姑娘脸色发白就算了，口唇也没有什么血色，讲话也是有气无力的。我把了一下她的脉，又沉又弱，不用点力把都摸不到脉。结合她的种种症状，明显就是肺气不足的表现。

无论是俗话里的"一白遮三丑"，还是成语中的"肤若凝脂"（形容女子肌肤白皙嫩滑如凝固的油脂）、"面如冠玉"（形容男子面洁白如玉一般），无不表达着对白皮肤的喜爱。这大概是因为自古以来，家境富裕的人不需要面朝黄土背朝天地劳作，他们的皮肤会保养得比较白皙，久而久之白色肌肤就成了富人的一种标志，是贵气与身份地位的体现。而体力劳动者社会地位普遍偏低，为了生存不得不风吹日晒雨淋，皮肤因此比较黑，这也随之成为弱势的表现。虽然社会发展到今天，皮肤的白与不白早已不是评价贫富的标准，但还是有许多人，特别是爱美的女性，仍秉承越白越美的观念，他们认为长得白可以掩盖五官上的缺陷。甚至为了美白，无所不用其极，美白针、美白药……但是脸色白也分健康白和病态白。我们先说健康白，身体健康的人气血运行顺畅，肺体现出白色，肺气充足，那么脸上便有光泽，其泽度当如白玉。心主血脉，心脏功能好，血则旺，由于心五色中属赤，所以健康白应该是白色光泽中透出红嫩嫩，白里透红才是真正的健康美。

如果是脸色像月亮那般皎白而少了红润，那么很大可能是肺气虚，心阳也不足。更深入地讲，白色在五行之中属于肺，是肺的本色。而肺是专门负责气血运行的器官，肺气不够，无力推动血液的流行，气血就很难濡养到面部，面色就会呈现苍白色。很多气血虚弱的人没运动多久就气喘吁吁，要是再跑得久一点就开始脸色发白，头晕眼花了。再说得通俗易懂一点呢，本身气血就不足，然后剧烈运动又消耗了气血，导致气血供应大脑、心脏部位供应不足，脸又是心脏华彩的表现，所以就出现了脸色苍白的情况。

在前面，我们提到过肺气不足可能会引起皮肤差、便秘，在这一章节我们又更深层地了解了肺气不足的表现还包括脸色发白。除了这些，肺气不足还有其他表现吗？当然有！

◇少言懒语：有些人觉得说话很累，没有力气，也就不大愿意说话，主要是因为气接不上来。因为说话也是在耗用自身的气力，而这个过程调动的主要就是肺气。中医认为肺主司呼吸，主一身之气。如果肺气不足，气不够就会懒言少语。

◇易感疲劳：身体常常会感到有气无力，精神不振，只要稍微一运动或者劳作就容易出现气喘吁吁或呼吸急促的情况。

◇反复感冒：肺主皮毛，皮毛可以抵御外来邪气的入侵。但肺气不足时，皮毛的卫外功能也随之变弱，抵抗外界寒湿侵害的能力也会变差。因此，肺气不足的人很容易反复感冒，出现咳嗽咳痰、鼻塞流涕等症状。

◇咳嗽时气短声音低：肺主司呼吸，如果肺气不足，就容易引起呼吸不畅，气息变得急促，时间一长就容易咳嗽气短。因为肺气不足，咳嗽无力，还容易感觉到胸闷气短。肺气不足还会引起津液运行障碍，津液受到了阻碍，不能好好地流通，慢慢地就会聚集在一起形成痰。

肺气虚弱是中医疾病，在临床上可以用黄芪、桂枝、防风、白术、生姜、白芍、炙甘草、大枣等中药材进行调理。但俗话说得病"三分治七分养"，症状如果不是很严重，可以先采用食疗来调理。推荐一些可以养肺的食物，补肺效果非常不错。

◇白木耳：白木耳性平，可以滋阴润肺，养胃益气。无论是肺气虚，还是肺阴虚，都非常适合服用，具有很好的补肺作用。另外，白木耳不仅可以补肺，还能够治疗由于积劳成疾所引起的咳嗽或者是肺部燥热。

◇花生：花生不仅能够补肺气，同时还能润肺，适合一些肺气虚、肺阴虚，还有久咳不愈的患者服用。不过需要注意的是，只能够服用水煮花生，水煮花生养肺效果最好。千万不要食用炒花生，否则肺虚问题不但不能够缓解，还可能会越来越严重。

◇燕窝：燕窝能够养阴润燥、益气补中、治疗虚损、咳痰、气喘、咯血。清代赵学敏《本草纲目拾遗》说："（燕窝）大养肺阴，化痰止嗽，补而能清，为调理虚损劳疾之圣药。一切疾病之由于肺虚不能清肃下行者，用此者可治之。"所以，燕窝普遍适合于体质虚弱、营养不良、肺气不足的人食用。

【 沈老专家温馨提示 】

花生，被人们称为"长寿果"，富含脂肪、蛋白质、糖类、维生素A及矿物质磷、钙、铁等营养成分，可以预防心血管疾病，比如高血压、心脏病、脑出血等，还能防止胆固醇在血管堆积、沉淀而引起动脉硬化，促进人体的新陈代谢，益智益寿。花生虽好，却不是人人都适合吃。以下人群就不适宜吃花生：

◇消化不良人群：消化不良的患者在饮食上应该以清淡、少量多餐为主。但花生属于坚果类，脂肪和蛋白质含量都很高，是人体比较难消化和吸收的物质，所以有消化不良症状的患者最好不要食用花生。

◇胆囊切除人群：花生中的脂肪需要大量胆汁去消化。但是切除胆囊后，贮存胆汁的功能已经丧失。如果食用花生过多，则会引起消化不良，同时由于没有胆汁贮藏，还会增加肝脏分泌胆汁的负担，使肝脏的功能受到不同程度的损伤，危害身体健康。

◇脾弱便溏人群：中医认为花生具有缓泄的特殊作用，肠炎、痢疾、消化不良等脾弱患者食用花生后，则会增加腹泻，不利于身体康复。

◇痛风人群：痛风是一种由于嘌呤代谢紊乱而导致的疾病，痛风患者通常都有高尿酸血症。如果痛风患者的饮食含有过多脂肪会减少尿酸的排出而加重病情。所以，痛风患者在急性发作期要禁止吃花生，即使是在缓解期也只能吃少量。

脸上长痘痘，肺热在作怪

上个月有个年轻的小姑娘来找我看病，说她长痘好几年了，各种药膏都用过，西药、中药也吃了不少，但痘痘总是反反复复，没好几天又开始复发，真有点野火烧不尽，春风吹又生那架势。爱美之心人皆有之，更别说这么年轻的小姑娘了，所以她因为这个事情一直很焦虑，脾气也越来越大。我观察了一下小姑娘的脸部，发现她痘痘色红，有些还有脓点，主要集中在右脸颊，舌尖红苔薄黄，舌尖为心肺的反射区，舌尖红说明肺热，心主血脉，所以血热，肺热熏蒸于上，血热蕴阻肌肤，故产生痤疮。患者脉也是数的，再加上她说平时容易口渴、咳嗽，更加让我确定了是肺热在作怪。我给她开了几剂清肺热的中药，又让她去做了一下耳尖放血加强清热效果。前几天，她笑容满面地回来找我复诊，痘痘比起之前已经好很多了，心情都跟着变好了。

在临床上，痘痘被称为"痤疮"，是一种累积于毛囊皮脂腺的慢性炎症性皮肤病，多好发于青春期男女，因此痤疮也常被称为"青春痘"。痤疮的表现多种多样，什么黑头粉刺、白头粉刺、丘疹、脓包这些听起来很复杂的东西，其实都是痘痘在不同时期的表现形式。西医认为，痤疮的发生机制与遗传因素、雄性激素导致的皮脂腺过度分泌，毛囊皮脂腺导管角化、痤疮丙酸杆菌繁殖有关。皮脂腺是什么？它是一种分泌油脂的器官。当皮脂腺可以正常工作的时候，老化的角质和油脂会从皮脂腺导管排出，起到滋润和保护皮肤的作用。但皮脂腺容易在季节、年龄、体内激素水平以及辛辣刺激食物的影响下，分泌过多油脂。特别是进入青春期后，体内雄激素，主要睾酮水平的迅速升高会促进皮脂腺发育并产生大量皮脂。皮脂分泌过多，超过了皮脂腺导管的排泄能力，就会造成皮肤通道的堵塞。通道堵住了，油脂却还在持续产出，于是毛囊口就会不堪重负鼓起小包，形成粉刺。在上述堆积物的滋养下，以痤疮丙酸杆菌为首的"细菌团伙"开始繁殖，大肆作案引发炎症反应，于是形成了大家深恶痛绝的红色丘疹、脓疱。通俗点可以理解为皮脂腺分泌油脂过多，堵塞在毛囊中，造成细菌大量繁殖，从而造成痤疮。

　　西医对痘痘的认识讲完了，我们再接着讲讲中医。中医将痤疮称为"粉刺""肺风粉刺""酒刺"等。《黄帝内经》说："汗出见湿，乃生痤痱。粉刺属肺，皆由血热郁不散所致。"什么意思呢？这句话的意思是说肺热会引起脸上长痘痘。可见，中医对痘痘的认识也由来已久。肺经蕴热，外感风邪，使毛囊闭塞，内热不得通达，就会致使血热蕴蒸于面部促使粉刺丘疹的形成。如果大家不太能理解这段话的意思，我们可以简单把肺当成一口盛有热水的锅，脸就好比是"锅盖"，锅内热水沸腾，热气自然会往上升，但若不能把火关小，及时排出热气，锅盖上自然而然就有一些小水珠形成，即痘痘。

　　中医认为，五味中"辛入肺"，若是长期过食辛辣等热性食物就容易伤肺，导致肺部郁热。如果此时再复感风邪，会使肺热不得外泄而上熏于面，从而引起痘痘的大量出现。既然肺热会导致痘痘的滋生，那么针对肺热型痘痘，祛痘的第一步就是要清肺热。下面为大家介绍肺热长痘的食疗方三则。

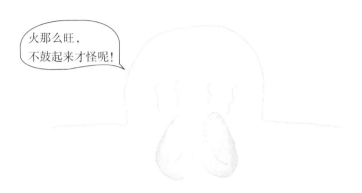

◇海带绿豆汤

材料：绿豆 100 克，海带 150 克，冰糖、水适量。

做法：绿豆清洗干净后加清水浸泡 2～3 小时，直至豆子膨胀，海带切成小块备用；将泡好的海带和绿豆放入汤锅内，添入足量的清水，加盖大火煮至沸腾，转小火继续煮 20 分钟；加入冰糖后，继续煮 10 分钟，煮的过程中不断搅拌直至冰糖完全融化，关火后放凉即可饮用。

功效：绿豆是众所皆知清热解毒的一种食材。海带可除热润燥，治水肿、疮疖等，绿豆与海带搭配熬汤能够对因肺热而泛滥的痘痘有良好的治疗作用。

◇雪耳百合汤

材料：雪耳 75 克，百合 100 克，排骨 500 克。

做法：把所有材料清洗之后加水一起放入煲内煮沸，煲 3 小时。

功效：雪耳味甘、淡，性平，无毒，既有补脾开胃的功效，又有益气清肠、滋阴润肺的作用，百合具有养阴润肺、清心安神的作用，排骨含有大量磷酸钙、骨胶原、骨黏蛋白。三种食材结合在一起能达到清肺功效。

◇丝瓜花蜜饮

材料：丝瓜花 10 克，蜂蜜 20 克。

做法：丝瓜花用沸水冲泡 5 分钟，再调入蜂蜜即成。每日 3 次，趁热饮用。

功效：清热泻火，止咳化痰。主治肺热、痰热咳嗽、喘急气促等症。《滇南本草》谓丝瓜花能"清肺热，消痰下气，止咳，止咽喉疼，消烦渴，泻相火"，再配以蜂蜜，不仅能清肺热，还能润肺止咳。

总之，痤疮患者的饮食要清淡，要多吃蔬菜、水果，补充维生素和膳食纤维，保持大便通畅，还有鱼、肉、蛋、海鲜等高蛋白食物也可以放心吃。但是要少吃油炸、咸辣、高糖、油腻等食品。另外需要注意的是牛奶要少喝，因为牛奶里含有一些成分会促进皮脂腺的分泌而加重痘痘。除了饮食，平时也要注意生活作息，不要熬夜。熬夜会使皮脂腺变得更活跃，分泌更多的油脂，代谢不畅堆积局部引发粉刺及丘疹。女性朋友们尽量减少化妆或者使用防晒霜，它们都是粉质的，十分容易堵塞毛孔，加重痘痘。也不要觉得皮肤油就常洗脸，过多的清洗会刺激皮肤的皮脂腺，使皮肤分泌更多的油脂，如此一来，反而会加重皮肤的负担。皮脂腺越来越活泼，就会分泌更多的油脂，不利于消除痘痘。

【沈老专家温馨提示】

中医认为，绿豆寒凉，可清热解毒，且能益气，养肠胃。不过，并非人人都适合吃绿豆的，有些人吃了反而会造成身体不适。

◇寒性体质不宜多吃：寒凉体质的主要特征有常年四肢不温，甚至寒凉、容易腹胀腹泻。因为绿豆本来就性寒，寒凉体质的人吃了反而会加重身体不适的症状。

◇脾胃虚弱之人不宜多吃：绿豆性寒，蛋白质含量丰富，脾胃虚弱的人消化功能比较差，很难在短时间内消化掉绿豆蛋白，容易导致腹泻。

第六章　从肺论治多种内科疾病

肺心病，要扶正固本

提起肺源性心脏病（简称肺心病），很多人都觉得提心吊胆，尤其是患有肺心病的人，更是觉得自己每天都徘徊在生死边缘。肺心病如同定时炸弹一样，时刻都可能爆炸，是一个十分可怕的威胁。多数人认为中医是"慢郎中"，治疗感冒、咳嗽等小毛病没什么问题，但要说中医治疗肺心病，往往持怀疑态度。肺心病虽然可怕，但并不是无药可医，关键是辨证正确，然后对症下药。

2021年6月的一天，一位78岁的男性患者在儿子的陪同下来找我看病，患者脸色发白，气喘明显，双下肢凹陷性水肿，既往肺心病病史多年，基础病也特别多，有慢性肺炎、肺气肿、高血压、冠心病等，现在因为心功能越来越差了，水排不出体外，前段时间还确诊了肺积水、胸腔积液，外院医生强烈要求住院手术，但患者家属考虑到患者毕竟快80岁了，手术风险很大，不想让他遭这个罪，怕上了手术台就下不来了。再加上患者自己也非常不愿意手术，在亲戚的介绍下来找我看病。患者容易出汗，特别怕冷，入睡容易，但即使睡很长时间，还是觉得全身疲劳，没力气，时不时还头晕。舌淡暗，苔厚黄水湿，脉沉微虚，我考虑他是阳虚水泛夹杂痰浊，治疗当以扶正固本为主兼以健脾化痰，正气足了，外来邪气就不容易入侵机体，于是以葶苈大枣泻肺汤合苓桂竹甘汤为底方，再加上健脾祛痰、补气扶正的中药。半个月以后，患者再来找我复诊，气喘好多了，脚肿也消退了很多，脉也比之前有力一点了。我根据患者的变化，又给他重新调整了一下中药。这以后，他基本每个月都会来找我看一下病，开点中药调理身体。

在之前的章节里，我们也简单地讲过这个疾病，在此我们再详细地了解一下。肺心病是慢性肺源性心脏病的简称，是慢性支气管炎、阻塞性肺气肿、支气管扩张、支气管哮喘等各种肺部疾病反复发作，进而引起右心室肥大，以至于发展成右心衰的心脏病，是心肺功能障碍所引起的一种全身性疾病。主要症状表现是长期咳嗽、咳痰及不同程度的呼吸困难，活动后或者阴冷季节里，各种不适症状更加明显。在心肺功能代偿期，患者安静时可以没有任何症状，但稍微活动一下，就出现气短、呼吸急促、心悸、心前区疼痛、乏力、胸闷等症状。发展到后来，心肺的功能越来越差，到了失代偿的阶段，就会有呼吸衰竭、心力衰竭的表现，甚至危及生命。

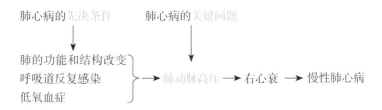

从基础病到肺心病形成，乃至出现右心衰一般需十几年，甚至更长的时间。由于病程漫长，基础病变不同，病情轻重不一，又往往伴有多种疾病，使其症状不典型，常被掩盖或者与其他疾病混淆，易造成误诊或漏诊。肺心病多发于老年人，特别是长期抽烟的老年人，像这个男患者就是个老烟民，吸了四五十年烟，这几年身体越来越差了，才戒掉的。吸烟的过程就像熏肉，吸烟就是把肺架在柴火上熏，正常熏肉一周就能做成，而肺之所以能坚持这么长时间，完全靠肺的自我修复能力撑着。但肺的修复能力也会随着吸烟史的延长越来越差，引起慢支、慢阻肺等，而这些疾病不及时治疗又可发展为肺心病。所以，吸烟有百害而无一利，戒烟是非常有必要的。

肺心病在中医属于"喘症""痰证""水肿""饮证"范畴，是由于多种慢性肺系疾病反复发作，迁延不愈，导致肺气胀满不能敛降的一种病症，临床常见胸部胀满、痰多烦躁、胸闷如塞、心慌心悸、喘咳上气等症，病久多见口唇青紫、面色发绀、脘腹胀满、肢体浮肿或喘脱等危重证候。肺心病的原发病是肺病，久病而损及心与血脉，日久则心肺皆虚，故发为肺心病。又因为"肺为气之主，肾为气之根"，肺病则呼吸不利，久则伤肾，而且肺为肾之母，久病则金不生水而致肾虚。所以，肺心病易致心、肺、肾三脏亏虚。

肺心病急性发作期为本虚标实，以邪实为主要矛盾。急则治标，治宜祛邪为主，但应注意顾护正气。既要发散表邪，又不能宣泄太过。要注意温化寒痰不可太燥，清化热痰不可损阳；祛除水饮，不可峻猛攻逐，以防竭阴耗气。缓解期则要扶正固本，扶正就是扶助正气，固本就是调护人体抗病之本，通过扶正固本以促进生理功能的恢复。简而言之，就是增强免疫力。重视肺心病缓解期的治疗，能增强机体抗病能力和心肺功能，有效地防止或者减少肺心病的急性发作。

首先根据自己的体质和病情，选择散步、气功、太极拳、广播操等运动量较小的项目，进行适当的锻炼，增强抗病能力；上呼吸道感染是肺心病急性发作的主要诱因，肺病患者抵抗力较弱，容易感冒，而感冒常常会加重肺病，应当及时添加衣物、多喝热水、经常泡脚，促进身体血液循环，维持体温，预防感冒。其次，可以接种流感疫苗、肺炎疫苗来预防反复呼吸道感染；要积极排痰，保持呼吸道畅通是预防慢性肺疾病进展的重要一环；坚决戒烟，吸烟时产生的烟雾可直接刺激细支气管，使气管黏膜发生炎性水肿，分泌物增多，削弱纤毛的清除功能，使痰潴留在支气管内，造成呼吸道阻塞，进而导致肺动脉压力升高，加重右心负荷。

此外，肺心病患者呼吸所消耗的能量比健康人要大，又因内脏瘀血、水肿而食欲差，吸收不佳。所以，多数肺心病患者营养不良，体重减轻，免疫力低下，容易导致感染，加重病情，以此形成恶性循环。因此，调节肺心病的饮食营养是十分重要的。建议肺心病患者多吃富含蛋白质和维生素的食物，如瘦肉、鱼虾、蛋类、牛奶、鸡肉、鸭肉、豆制品等，这样既保证了营养供给，又不致加重胃肠负担，还防止发生便秘；服用利尿药期间，多吃含钾丰富的食物，如蜂蜜、香蕉、新鲜豌豆、牛肉、鲜蘑菇、土豆、脱脂奶粉、菠萝等；多吃新鲜蔬菜和瓜果，如大白菜、橘子、桃、苹果、梨等。

【沈老专家温馨提示】

肺心病患者的肺功能都比较差，动一动可能就会气喘，所以在运动方面要选择力所能及的活动。

◇腹式呼吸法——扩大肺活量

腹式呼吸能让更多的氧气进入肺部，扩大肺活量，预防肺部感染。伸开双臂，尽量扩张胸部，然后用腹部带动来呼吸。最好每天早晚练习，次数可量力而行。

◇坚持有氧运动——延缓肺脏衰老

有氧运动可帮助预防肺部炎症，延缓肺脏衰老。最好每天坚持做些低强度的有氧运动，如步行、慢跑、打太极拳等。

肺肾综合征，肺肾同治才有用

前几年，一个姓吴的患者在一次感冒后，咳嗽不止，咳出来的痰还带血丝，并伴有乏力、气喘的症状。晚上睡着以后，有时会觉得喘不过气来，坐起来，呼吸困难的症状才会缓解一点。但老坐着，又没法睡觉，所以吴先生很痛苦。去当地医院检查后，医生根据他的症状判断他是感冒，给他开了一些感冒药就让他回家了。药吃完了，病情不但没有好转，反而越来越严重了。无奈之下，家属带着他来到了我们医院就诊，在医院检查完之后，才知道吴先生得的是"肺肾综合征"，并不是简单的"肺部感染"。但是由于早期没有及时治疗，病情进展迅速，现在已经发展到慢性肾功能不全了，只能通过口服药物来控制。但口服药效果也不是很好，肌酐指数和尿素氮还是越来越高，还出现了水肿的情况，主管医生建议透析。但吴先生的家属想着患者才30多岁就透析，以后可怎么办？然后主管医生就请我去会诊，想看看中医有没有什么办法可以挽救一下。患者舌红，苔白，脉沉，再加上他的症状，中医诊断为虚劳，证属"肺肾亏虚，湿浊瘀阻"，西医诊断已经很明确了，就是肺出血-肾炎综合征和慢性肾衰竭。我给患者开了几剂中药，再配合中药灌肠、中药足部熏洗，调动其他器官参与排毒，改变体内气血运行不畅的状态，让体内的水液毒素通过经络的运行从呼吸道、皮肤、肠道排出体外，慢慢地水肿开始消退，肌酐和尿素氮的指数也渐渐下降。

肺出血-肾炎综合征简称肺肾综合征，是临床上比较少见的一种疾病。它的发病原因及机制还没有完全阐明，目前多数学者认为与自身免疫有关，即患者体内存在抗肾小球基底膜抗体，而患者肺毛细血管基底膜与肾小球基底膜有交叉反应性抗原，从而引起肺泡毛细血管基底膜和肾小球基底膜病变，导致肺出血及肾炎表现。部分肾病患者在就诊时自诉有咯血症状，其实就是肺部受损的一种表现，不过，大多数患者症状比较轻微，治疗以后，很快就会消失或缓解，并不会被判定为肺肾综合征。严重的肺肾综合征大多是由于病毒感染或吸入某些化学物质引起原发性肺损害，当这种损害进一步加重，肺泡壁毛细血管基膜和肾小球基底膜存在的交叉反应就会引发一系列错误的免疫反应，引起继发性肾损伤，导致患者出现反复咯血、血尿等症状。这类肾损伤多表现为肾小球肾炎，起病急，进展速度快，肾功能快速衰竭，很容易发展成尿毒症。因此，肾友们在日常生活中一定要小心感染，避免病情加重。

　　由于肺肾综合征变化快，发展迅速，多以水肿和血尿为主要表现，中医将其归属于"水肿""尿血"范畴，该病是由于风热、风寒之邪入侵，肺卫失和，肺气失宣，水道失调，不能通调水道以输膀胱，导致水邪泛溢，诸症而起，或因外邪越经犯肾，肾主水功能失司，体液潴留而致。

　　在前面的章节中，我们已经说过肺肾共司呼吸、共主水液、阴阳互滋。其实肺肾二脏之间还存在着直接的经络联系。《灵枢·经脉》说："肾足少阴之脉，起于小指之下……其直者，从肾上贯肝膈，入肺中，循喉咙，挟舌本。""肺手太阴之脉，起于中焦，下络大肠，还循胃口，上膈属肺。从肺系横出腋下，下循膈内……"人体的经络犹如自然界的河流，身体里的气血好比河水，中医中有十二条经脉，其中的肺经和肾经的交汇使得肺、肾经气相通。这样一来肺病能够影响肾，肾病对肺也有一定的损伤，一荣俱荣，一损俱损。《灵枢·经脉》说："足少阴肾脉，是动病饥不欲食，面如漆柴，咳唾则有血，喝喝而喘，坐而欲起。"由此可见在足少阴肾脉病中有显著的肺系病症状表现。而在针灸的治疗理论中，肾经上的一些穴位也可治疗肺系的相关疾病，如涌泉主"咳吐有血，咳而喘，坐欲起""咳嗽身热，喉闭舌急失音"。总之，肺属金，肾属水，肺金与肾水为母子关系，其生理、病理相互影响。临床上常见患者表现出肺肾两虚的症状，治疗时则宜肺肾同治。

肾为元气之根，肺为卫气之本，脾为正气之源。气是固护体表的，如果气少了，力量就减弱了，声音也低了；而且气虚不能固卫，出汗就多了，也更容易感冒，几个星期不见好。气虚后，一系列的健康问题也会接踵而来。那怎样保养我们的气呢？有三个穴位非常管用——气海穴、膻中穴、足三里穴，百用百灵。

◇气海穴

顾名思义，气海就是人体元气的海洋，可以很好地补益元气、培元固本。中医认为，刺激气海穴能够治疗脏气虚弱、真气不足等一切因气虚导致的疾病，所以气海穴是补气的一个重要穴位。

位置：在下腹部，肚脐直下1.5寸（把除拇指外的其余4指并拢，从肚脐处向下量，4指并拢的宽度为3寸，1.5寸就是一半）。

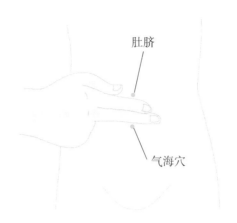

肚脐

气海穴

◇膻中穴

膻中有"上气海"之称，能调益肺气，尤其对心肺的保健功效很好。按摩时用大拇指指腹稍用力揉压穴位，每次揉压约5秒，休息3秒。生气时可往下捋100下左右，以达到顺气的目的。

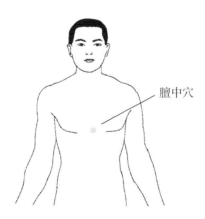

膻中穴

位置：位于人体前正中线，平第四肋间隙处，男性可在两乳头中点取穴。

◇足三里穴

足三里穴既能补脾胃之气，又能补元气。每天用大拇指或中指按压足三里穴 1 次，每次按压 5 ~ 10 分钟，每分钟按压 15 ~ 20 次，注意每次按压要使足三里穴有针刺一样的酸胀、发热的感觉。

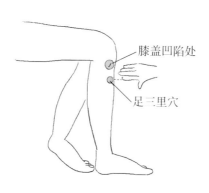

膝盖凹陷处

足三里穴

位置：位于外膝眼直下 3 寸，在肋骨与胫骨之间，由胫骨旁开一横指（拇指指关节横度）处。

【沈老专家温馨提示】

中医五行学说认为，肾主藏精，开窍于耳，医治肾脏疾病的穴位有很多在耳部。所以经常进行一些耳部锻炼，可起到健肾壮腰、养身延年的作用。具体做法如下：双手食指放耳屏内侧后，用食指、拇指提拉耳屏、耳垂，自内向外提拉，手法由轻到重，牵拉的力量以不感疼痛为限，每次3～5分钟，双手空闲下来，看电视的时候都可以按揉按揉耳朵。

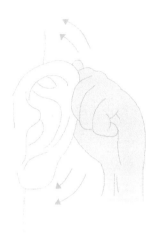

盗汗遗精，肾病要从肺上治

上个星期，一个 30 多岁的男患者来找我看病，说他最近每天早上醒来就满身是汗，感觉整个人虚脱了，累得不行，睡了比没睡还累。我问他还有没有其他不舒服，他刚开始还扭扭捏捏地不好意思说，在我的再三追问下，他才说，做梦以后经常出现遗精。患者之前也去找其他中医看过，说他是肾阴虚，给他开了六味地黄丸补肾阴，吃了一个多月了，有一点效果，但不是特别明显。然后就来我的门诊想找我看一下，根据患者的这些症状，再结合他舌红、少苔、脉细数，是肾阴虚没错。但我细细地询问了一下病史，发现他几个月以前得过一次严重的肺炎，在医院住了一个多星期，直到现在都还没有完全痊愈，时不时就咳嗽咳痰，还特别容易口渴，老是想喝水，右边的肺寸脉比其他地方的脉更细更数。患者不只是肾阴虚，还有肺阴虚，应该肺肾同治。

盗汗和遗精都是中医术语。《医宗必读》说："肾阴衰不能内营而退藏，则内伤而盗汗。"意思是说肾液不足，虚火内生，卫气乘虚陷入阴中，表无护卫迫津外泄，故潮热盗汗。盗汗一般表现为睡眠过程中出汗，甚至可能会浸湿睡衣、床单或者被褥，醒后出汗自然停止。通俗点说，经常有人白天没啥异常，晚上一睡觉就是一身汗，这就是盗汗。盗汗分为两种，一种属生理性的，一种属病理性的。偶尔出现盗汗与生理性出汗有关，可能是受到环境、情绪或者药物的影响，不用过多处理，自动就会消失。如果夜间频繁盗汗，那十有八九就是病理性出汗了。

　　中医认为，汗为心之液。经常出汗、出大汗对心脏不好。天气炎热的时候，很多人在冒了大汗之后容易心慌，其实就是因为汗出太多伤到了心脏。其次，中医也认为，汗血同源。意思就是说这个汗与血在地位上旗鼓相当，难分伯仲。因为制造血的材料与制造汗的材料差不多。所以，经常出汗就会伤血，会导致血虚。"气为血之帅，血为气之母"，长时间血虚也会导致气虚。阴虚火旺是盗汗的主因。烦劳过度、亡血失精或者邪热耗阴，以致阴精亏虚，虚火内生，阴津被扰，不能自藏而外泄，在晚上睡觉的时候，卫气乘虚陷入阴中，从而产生大量汗液。

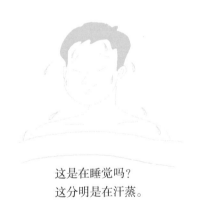

这是在睡觉吗？
这分明是在汗蒸。

　　大量出汗后，要注意避免直接吹风，及时擦干汗水或更换衣服。风扇不要开得过大，别在空调出风口吹风。出汗后身体毛孔张开，血液处于高速循环状态，立马洗澡会对身体和皮肤造成伤害。中医的说法就是腠理开了，外邪容易入侵。同时，热水会加快血液流动，可能造成身体缺氧。正确的做法是稍微休息一下，等汗收了再用温水冲澡，切记不要洗冷水澡。从中医角度讲，酸味能敛汗止泻、生津解渴，可以吃些葡萄、猕猴桃、草莓、菠萝、芒果等酸味水果。

盗汗说完了，我们再来谈谈遗精。遗精在临床中主要是指没有性交或者是手淫，却出现了射精，多是在入睡之后产生。其中睡眠中因梦而遗的称为梦遗；无梦而遗，甚至清醒时精液就遗泄的称为滑精。通常来讲，单身的成年男性每周发生遗精的次数为 1～2 次，部分男性稍微增多，但只要没有出现不舒服，均属于正常的生理现象。生理性遗精是一种正常的生理现象，这种规律的排精有利于精液新陈代谢和保护生殖道健康，有利于身心健康。如果因为长期手淫，或者身体虚弱而出现经常性遗精，显然是病理性遗精，若不加以调节与治疗，可能会产生对自身健康、夫妻生活、后代生育、家庭事业等方面的不良影响。遗精，主要由于肾失封藏而引起，临证首当辨其虚实。实证以湿热下注，扰动精室为多，治以清泄为主。虚证为肾虚精亏，精关不固，又分阴阳，既有肾阴虚，也有肾阳虚。我们今天说的这个患者，是做梦以后才出现遗精的症状，明显就是梦遗了，主要是由肾阴虚引起的。

既然盗汗和遗精都可以由肾阴虚引起，为什么这个患者吃了滋阴补肾的药，效果不好？因为这个患者肺阴也虚，他这种情况的肾病要从肺上治。外邪入里化热伤阴，或内伤喘嗽，久咳不已，阴液受损，或房事过度，情志不遂，阴液暗伤等均可导致肺肾阴虚症。肺肾阴虚提示肺肾阴液不足，功能紊乱，主要表现为肺脏清肃失职，肾脏滋养全身无权，而虚热内扰，脏腑功能失调。肺属金，肾属水，肺金与肾水为母子关系，其生理、病理相互影响。治疗盗汗遗精，往滋阴补肾这个大方向走是没错的，但我们不要忘记肺为肾之母，母不安，子何以安？光补肾是不够的，还要看看肺有没有出问题。不仅仅是盗汗遗精，很多肾病都得从肺上治。

肺既然那么重要，补好肺阴，某种程度上也是在补肾阴。下面给大家推荐两个补肺阴的药膳。

◇麦冬粥

材料：麦冬 30 克，粳米 100 克，冰糖适量。

做法：将麦冬切碎入锅，加入清水适量，先浸泡 2 小时，然后煎煮 40 分钟，取汁。将粳米洗净，放入锅内，加水适量，先以大火烧沸，再用小火煎煮 15 分钟，加入麦冬汁和少量冰糖，继续用文火煎熬 20 分钟，米熟即成。每日早、晚各服 1 次。

功效主治：滋阴润肺，清心养胃。适用于肺阴亏虚所致的咳嗽、痰少及胃阴亏虚所致的食少反胃、咽干口燥、大便燥结等症。

◇燕窝粥

材料：燕窝 8 克，糯米 100 克。

做法：将燕窝放入装沸水的大碗中，加盖浸泡，水冷后换入清水，择去绒毛和污物。将糯米洗净，与燕窝同入锅中煮成粥即可。顿服。

功效主治：补肺养阴。适用于肺阴虚而致的虚劳，形体消瘦，乏力等症。

【沈老专家温馨提示 】

麦冬味甘、微苦，性微寒，有养阴润肺止咳、益胃生津润肠、清心除烦安神的功效，主要用于阴虚肺燥、干咳、燥咳、劳热咯血、火逆上气、咽喉不利、心烦失眠、肠燥便秘等症。《神农本草经》将麦冬列为上品药材，言其"久服轻身，不老不饥"，古人给予麦冬相当高的评价，甚至称其为"不死药"。其中当然有夸大的成分，但是麦冬确实是一味好药材。现代药理研究也早已证明麦冬可以改善心肌收缩力，对心肌细胞具有保护作用，能在一定程度上起到"生脉"或"复脉"的效果。另外，麦冬有镇静、催眠、抗心肌缺血、抗心律失常、抗肿瘤等作用，尤其对促进老年人健康具有多方面功效。麦冬虽好，但食用也需注意以下几点：

◇麦冬性寒，不能过量食用，过量则会导致脾胃虚寒、腹泻。原本就脾胃虚寒者同样也不适合吃麦冬。

◇麦冬养阴润燥，长期食用可生痰生湿，不适宜湿气重者。

◇麦冬虽然能够止咳，但它适用于阴虚导致的干咳，不适合治疗风寒导致的咳嗽。

第七章　肺病术后、愈后护理很关键

肺穿刺后忌剧烈运动

之前有个患者小徐，在门诊拍了肺部 CT 显示右下肺有一个结节。因为这个患者家里有肺癌家族史，加上他自己也吸了十几年的烟，为了明确这个肿块的性质，我就把他收到病房准备详细检查一下，顺便做肺穿刺活检。看到这里，我估计很多人有疑问啊，肺穿刺是干什么用的？经皮肺穿刺术，简称肺穿，是指在 CT 或者 B 超的引导下，通过一个细的穿刺针，经皮肤穿到肺脏，然后取出标本来做病理检查的一种方法，该检查对肺组织损伤小，可反复多次操作，定位精确、准确率高，可以为不明原因的肺部占位性疾病的诊断提供可靠的组织细胞学依据。纤维支气管镜和痰细胞学检查对于中央型肺癌的确诊率较高，而经皮肺穿刺活检对肺周围占位性病变的诊断则有较大的帮助。

现在我们接着来讲小徐的故事。小徐做完肺穿刺后，病理结果显示是良性的，他就准备出院了。他出院之前，特意跑来问我说，做了肺穿刺以后，能跑步、打篮球吗？原来这个患者之前是个运动员，住院这些天，天天躺在床上，一动不能动，可把他给憋坏了，恨不得一出院就直奔运动场。肺穿刺术后，患者需要卧床休息 8 ~ 12 小时，24 小时内避免剧烈运动和咳嗽，以免发生气胸。气胸是常见的并发症之一，发生概率为 8% ~ 30%，常常发生于术后 3 小时内。一般来说，穿刺后气胸量不超过 30% 的患者无须特殊处理，可自行吸收，只需卧床休息、吸氧等处理。若大于 30% 需胸腔穿刺置管引流，恢复胸膜腔负压。那像小徐这种，穿刺术后已经好几天的，当然可以恢复正常运动。

除了气胸，咯血也是肺穿刺活检后常见的并发症之一，发生概率为 5% 左右，多数症状为小量咯血或咳血丝痰，少数患者出现大咯血症状。咯血量少，一般经卧床休息后就会自行好转了。但如果咯血量较多，请及时告知医护人员进行处理。此外，还需要注意 3 天内别洗澡，保持伤口周围皮肤清洁干燥，预防感冒。穿刺检查后 1 ~ 2 小时可进食，尽量选择温凉、流质、高热量、高蛋白、高维生素、低脂肪、易消化食物及水果，同时注意多饮水，增强营养和抵抗力。

肺穿刺可以确诊肺内肿物的性质，也是确诊肺恶性肿瘤（即我们常说的肺癌）的一种方法和手段。好多人有疑问，肿瘤生命力那么顽强，穿刺后会不会在皮肤上、肌肉里种植一个肿瘤？本来肿瘤只是安安静静地待着，这样刺激一下它，会不会让它疯狂长大？穿刺造成肺癌转移，常称为穿刺孔转移，又称针道肿瘤种植转移，这种风险不是完全没有，但属于极低概率事件。而且为了尽可能避免此类事情发生，肺穿刺活检的操作工具也在不断改进。以往的穿刺针在取得组织标本后，针管外周会黏附少量肿瘤组织，并沿路与正常组织接触，类似一根笔芯进出。而如今针芯的外层都带有保护套，在切取肿瘤组织后，套管将肿瘤组织封闭在针芯内，极大地减少了肿瘤组织和正常组织接触的机会。另一方面，穿刺针非常纤细，并不容易损伤血管，穿刺后引发的出血可能性很小，通常仅少许渗血，甚至不出血，显著减少了肿瘤细胞顺着血管"溜走"的可能性。种子在合适的环境中才能长成参天大树，肿瘤细胞也是如此，有适宜的环境才能存活生长，且穿刺活检后，病理结果回报后，及时进行抗肿瘤治疗，肿瘤还来不及发生转移或者种植就已被杀死了。总之，穿刺活检导致肿瘤种植转移理论上是存在的，但临床中非常少见。大家不要因为害怕这个毫无科学依据的结论而拒绝穿刺活检，从而耽误了最佳的治疗时期。

活检穿刺

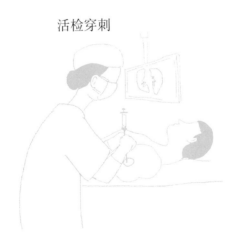

肺穿刺虽然是个小手术，但再小，毕竟患者肺上也真真切切少了一块肉，那可以吃点什么补一补，促进身体恢复呢？

◇优质蛋白质：缺乏蛋白质会减慢新生血管形成、影响吞噬细胞功能，降低免疫力，组织修复比较缓慢，伤口不易愈合。所以我们需要补充一些蛋白质丰富的食物，比如豆奶制品，也可以多吃鸡蛋、鹌鹑蛋等。

◇维生素 A：维生素 A 在细胞分化、上皮成纤维细胞增殖以及补充胶原蛋白方面起着重要作用，而且维生素 A 还具有抗氧化的作用。想让伤口愈合快，就要多吃维生素 A 的食物：动物肝脏、鸡蛋黄、胡萝卜、西红柿、牛奶等。

◇脂肪：脂肪可以促进伤口愈合，鱼油中含有丰富的脂肪酸，具有抗炎作用，对伤口愈合有一定益处。

◇维生素 C：维生素 C 有助于中性粒细胞产生过氧化物并杀灭细菌，也有利于巨噬细胞吞噬和游走，还可以促进细胞间质、胶原纤维和黏多糖的生长，提高伤口强度。山楂、酸枣、柑橘、橙子、柚子、猕猴桃、草莓等水果中维生素 C 含量比较高。蔬菜中，韭菜、菠菜、西红柿、豆芽的维生素 C 含量也算丰富。

◇锌：锌是人体必不可少的微量元素，锌不足时，创伤后机体成纤维细胞增生数量减少，胶原合成量降低，蛋白质代谢不良。所以我们也要多多补充锌元素，推荐的食物有猪肝、鱼肉、瘦肉、牛肾、鸡心等。

【沈老专家温馨提示】

有人觉得患了肿瘤以后，是不是就不能吃发物了，否则会加快肿瘤的生长。"发物"是民间的说法，指能引发旧疾或使疾病加重的食物。民间流传得比较多的几种发物有海鲜、鸡蛋、牛肉、鸡肉、魔芋、葱、蒜、姜等。其实所谓"发物"，是指导致部分人过敏反应或胃肠道不适的食物。现代医学没有"发物"一说，更不存在促进癌细胞生长的情况。

肺结核停药不能想当然

肺结核这个疾病，其实我们在前面的章节中已经简单地讲过了，今天我们再深入地了解一下它。肺结核主要通过呼吸道传播，可以分为两类：传染性肺结核与非传染性肺结核。结核病的传染源主要是结核病患者，尤其是痰菌阳性的患者在喷嚏、咳嗽、大笑或者大声说话时，喷出的唾液飞沫中含有大量的结核分枝杆菌，健康人吸入带有结核分枝杆菌的空气受到感染。但不是所有感染了结核分枝杆菌的人都会发病，有些人抵抗力好，机体可以自行清除细菌，但有些人体质较差，免疫力低下，结核分枝杆菌在肺中繁殖生长，就形成了肺结核，引起一系列症状。肺结核的常见症状主要有以下四个：

◇长期咳嗽

咳嗽因为容易被误认为是感冒或支气管炎等疾病，往往难以引起大家的重视，随便吃点药就好了。但如果有这三种情况，就要高度怀疑肺结核，建议尽快到医院就诊。

（1）经抗感染治疗 1 周后仍不见好转，甚至加重。

（2）抗感染治疗病情减轻，但反复发作。

（3）咳嗽 1 个月以上。

◇痰中带血或是咯血

肺结核会造成肺部坏死，导致肺上出现空洞，当坏死灶侵蚀到血管的时候会引起出血，常见痰中带血。如果坏死的病灶病变累及到比较大的动脉时，就会引起咯血。

◇长期低热

当结核分枝杆菌侵入人体后，免疫系统就会启动工作，努力清除这些入侵菌。发热是机体免疫系统与外来病原微生物斗争时的一种表现，也是中医所说的正邪相争。我们受到细菌或病毒的感染时，容易发热，当结核分枝杆菌久久难以被清除，就会导致长时间的低热。

◇结核易感人群发生关节疼痛、皮肤红斑

皮肤出现红斑，叫作结节性红斑。此病病因复杂，也不太常见，但肺结核是引起结节性红斑的病因之一。所以如果你是结核易感人群，比如身体抵抗力差或者原本就有肺部疾病的人，又出现不明皮肤红斑时，就要小心是否患上肺结核了。

药物是治疗肺结核的主要手段，但服药的时间特别长，所以好多患者都坚持不下去，老想要停药。前段时间我有个亲戚得了肺结核，在胸科医院住了一段时间院，然后就出院了，医生让他按时服药。他吃了几个星期以后，觉得自己没有什么不舒服的症状了，就想停药。他就跑来问我，能不能停药了。我非常决绝地对他说，不可以停！他很疑惑，我相信不只是他，其他人也一样，为什么不能自行停药呢？

结核病的治疗和其他疾病不同，并不是症状好转、消失了，就可以停药了。结核分枝杆菌有 4 种菌群：A 群为持续生长繁殖群，B 群为间断繁殖群，C 群为酸性环境中半休眠状态菌，D 群为完全休眠菌。前期用药主要是杀死了活跃的 A 群细菌，此时患者的临床症状会明显好转，甚至完全消失。但体内感染的 B、C、D 群结核分枝杆菌并没有被杀死，只是暂时潜伏下来。如果自行停药，一旦机体抵抗力下降，潜伏的结核分枝杆菌就会卷土重来，再次繁殖，造成结核病复发，有可能错失临床治愈的机会，增加传播性，甚至产生耐药性。

一旦演变为耐药肺结核，治疗周期需要更长时间，治疗费用更高，最重要的是治疗效果也没有早期好。大部分结核患者首选一线药物进行抗结核治疗，一般一瓶药二三十元，即使加上保肝药和各种检查费，一个月也就花几百元，一般不超过一千元。但是如果患者一旦出现耐药，那就只能选择二线药物，治疗费用和治疗周期也会成倍增长，每月五六千元，甚至高达上万元，总花费可达数十万元，远非普通家庭能够承受的。更糟糕的是，高费用还不一定能带来高疗效。

那总不能吃一辈子药吧？到底什么时候才能停药呢？对于大部分患者来说，早期、规律、全程、足量、联合服用抗结核药6～8个月后，没有任何发热、乏力、盗汗、咳嗽、咳痰等结核病症状，胸片显示肺内病灶已消失或硬化稳定，并且痰中也查不到结核分枝杆菌了，才可以停药。但每个患者到底何时停药，需要由主管医生根据其症状缓解情况、胸片显示病灶吸收情况以及痰菌阴转情况而定。请大家谨记：肺结核的症状消失不代表肺结核治愈，不可擅自停药，医生说可以停才能停！

除了嫌吃药周期长，还有些患者是因为吃了抗结核药以后出现了恶心呕吐、视物模糊、手脚麻木等明显不良反应才减少药物种类或者停药。服药后出现任何不良反应，请尽快找医生调整药物，不要擅自改变用药方案！

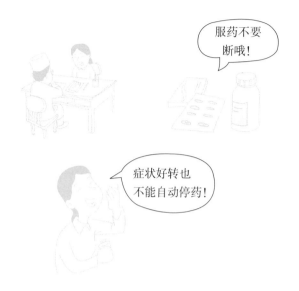

　　肺结核是一种消耗性疾病，肺结核患者常常觉得疲劳、乏力，没精神。《黄帝内经》中对疲劳就有较充分的论述，属于中医"虚劳"范畴，且根据不同情况有不同的称谓，如疲乏、无力、倦怠、脱力、五劳、七绝等。中医认为，虚劳是以脏腑亏损，气血阴阳虚衰，久虚不复成劳为主要病机，正如《金匮要略》所说："虚劳里急……四肢酸痛。"这也是体内脏腑出现问题形之于外的表现。《素问·灵兰秘典论》记载"脾胃者，仓廪之官，五味出焉"，阐述了脾胃是人体气血化生的重要来源。而从现代医学角度理解，食物进入胃中消化，转化为营养物质，为人体生长发育与维持日常活动提供了物质保证，这也是中医所讲的"脾胃为后天之本"。脾胃一伤，则五脏皆无生气。脾胃对五脏有很大的影响，脾胃运化功能健旺，则气血充盈，营养五脏；脾胃受损，则气血生化之源匮乏，影响五脏。所以，对于肺结核患者来说，养好脾胃对增强抵抗力，缓解疲倦乏力症状、加快疾病痊愈有着至关重要的作用。那脾胃该怎么养呢？我给大家推荐几种药膳。

◇山药鸡子黄粥

材料：山药50克，熟鸡蛋黄2枚，食盐少许。

做法：先将山药捣碎研末，放入盛有凉开水的大碗内调成山药浆。把山药浆倒入小锅内，用文火一边煮，一边不断地用筷子搅拌，煮熟后，再将熟鸡蛋黄捏碎，调入其中，稍煮一二沸，加食盐少许调味即成。一日内分3次空腹食用。

功效：补益脾胃，固肠止泄，养血安神。适用于脾虚日久，食欲不振，精滑不固，久泻不止者。

◇消食鸡蛋羹

材料：山药、茯苓、莲子、生麦芽、槟榔各15克，山楂20克，鸡内金30克，鸡蛋、盐、酱油、香油、小葱等各适量。

做法：将上述材料，除鸡蛋和调料外共研细末，备用。用时每次取5克药末，加鸡蛋1枚、清水适量、盐少许，调匀上笼蒸熟，出锅后加酱油、香油、小葱调味。

功效：此药膳适用于平素消化功能虚弱者，或慢性胃炎、功能性消化不良患者出现神疲乏力、食欲不振、胃腹胀闷、恶心呕吐、大便泄泻、消化不良等症状。

腹部是六腑的所在部位，其共同生理功能是饮食的受纳、消化、吸收与排泄，做好腹部保健，可以加强消化系统功能。揉腹有增加胃肠蠕动、理气消滞、增强消化功能和防治胃肠疾病等作用。具体做法：先搓热双手，然后双手重叠，置于腹部，用掌心绕脐按顺时针方向，由小到大转摩 36 周，再逆时针方向由大到小绕脐摩 36 周。

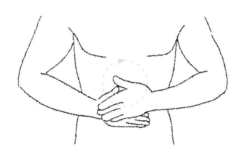

此外，患者在服药的同时，还必须保持健康的生活方式，具体包括作息规律、不熬夜，加强营养，戒烟戒酒，适量运动，保持心理平衡，才能尽早战胜结核分枝杆菌！

【沈老专家温馨提示】

◇胡萝卜对增强心脏功能，防治肺结核及气管炎、糖尿病等均有裨益。将胡萝卜洗净切片，加水 350 克，煮沸 20 分钟，去渣取汁，加入蜂蜜、明矾，搅匀，再煮沸片刻即成。可以祛痰止咳，适用于咳嗽痰白、肺结核咳血等症。

◇白木耳，味甘性平，具有清热润肺、滋阴益胃、益气活血、补脑强心等功用，适用于肺热咳嗽、痰中带血、潮热、咳血等。白木耳 6 克，用水浸泡一夜洗净，加冰糖适量，上笼蒸 1 小时，早晨空腹服食，每日 1 剂，可辅助治疗肺结核引起的潮热、咳嗽、咳血等症状。

肺炎愈后饮食调理很重要

2018 年，有个姓黄的大学生，体温 37.5 ℃，头晕，咳嗽，咳黄痰，他以为感冒了，就去校医室拿了点抗生素、双黄连口服液吃。小黄以为只要把药吃完，病就好了，硬生生挺了四五天。可是病情不但没有减轻，反而越来越严重，咳嗽咳到晚上睡不着觉，胸痛，支气管也痛，痰特别多，眼前经常发黑。有一天，发热到了 38.2 ℃，他这下可不敢再硬扛了，急忙去医院看了急诊，一拍片，肺炎，马上就安排他住院了。住了一段时间后，小黄症状明显好转了，他以为自己已经好了。生了一场大病，忌了这么久的口，要好好犒劳自己，就开始胡吃海喝，薯条、汉堡、冰激凌、火锅……轮着来。结果自从肺炎好了以后，小黄就留下了个咳嗽的小毛病，还容易出虚汗，虽然只是偶尔咳一声两声，但老这样也不是办法呀。然后他就来找我，想开点中药调理一下。我一听他这情况，我就知道是因为肺气都还没恢复，就开始大吃大喝，残邪恋肺引起的。如果小黄在肺炎好了以后，好好忌口一段时间，让肺气完全恢复，十有八九就不会遗留咳嗽、出汗的毛病了。

肺炎是指终末气道、肺泡和肺间质的炎症，可由病原微生物、理化因素、免疫损伤、过敏及药物所致。细菌性肺炎是最常见的肺炎，也是最常见的感染性疾病之一，患者常有以下典型表现。

◇咳嗽、咳痰：初期为刺激性干咳，继而咳出白色黏液痰或带血丝痰，经 1～2 天后，可咳出黏液血性痰或铁锈色痰，也可呈脓性痰，进入消散期痰量增多，痰黄而稀薄。

◇寒战、高热：许多肺炎患者突然间就出现寒战，跟着就开始发热。肺炎引起的发热一般是高热，体温往往超过 39 ℃。但是一些年纪较大、体质虚弱的人发生肺炎可能只是发低烧，甚至都不发热。

◇胸痛：肺炎患者往往会出现侧胸疼痛的症状，就好像拿针直戳肌肉的那种疼。在咳嗽时，胸痛更加明显，肩部甚至是腹部都有可能会受到牵连，从而产生痛感。

◇呼吸困难：由于肺部充满炎症，通气不足，或者因为一呼吸胸痛加剧，从而引起呼吸困难。

此外，还有少数肺炎患者可能会出现恶心、呕吐、腹胀或腹泻等胃肠道症状。

《素问·藏气法时论》提出了谷肉果菜调养的理论，说"毒药攻邪，五谷为养，五果为助，五畜为益，五菜为充，气味合而服之，以补精益气"，药物为攻邪而设，饮食调理可以作为善后的手段。在前面我们说过，肺气未恢复时不可以胡吃海喝，那肺炎患者痊愈后饮食到底需要注意什么？

◇多吃富含优质蛋白质的食物，比如精瘦肉、螃蟹、海鱼、豆奶制品、鸡蛋等，提高免疫力，免受外来病原的侵袭。

◇肺炎患者因为各种原因，易出现水电解质紊乱、酸碱平衡失调。建议多吃含铁丰富的食物，如动物的肝脏、蛋黄等，以及虾皮、奶制品等高钙食品。

◇建议多吃一些富含维生素 A 的食物，动物肝脏和鸡蛋黄等不仅富含维生素 A，同时对于肺炎患者呼吸道的完整性有调理作用，对病情恢复很有帮助。

接下来给大家推荐三种简单易做又适合肺炎患者食用的药膳。

◇瘦肉白菜汤

瘦肉、大白菜心各 100 克，姜、蒜、盐、味精、鸡油少许，煮成汤。瘦肉有补中益气、生津润肠功效；大白菜性平，味甘，有清热解毒、化痰止咳、除烦通便等功效。瘦肉、白菜合食，适合急慢性肺炎患者食用。

◇薏米百合粥

薏米 200 克，百合 50 克，把两味食材加入砂锅，添水 5 碗煎熬成 3 碗，一次一碗，一日服完。具有宣肺通脏腑，改善肺炎引起的胸痛的效果。

◇蜂蜜蛋花羹

蜂蜜适量，鸭蛋 1 个。鸭蛋打散，将适量水烧开，待沸后冲入鸭蛋，再放蜂蜜即成，每日早晚空腹各服 1 次。补虚润肺，在肺炎恢复期服用，可促进早日痊愈。

此外，肺病患者也可以多吃炖汤类，比如枇杷雪梨汁、猪肺橄榄汤、川贝雪梨猪肺汤、胡萝卜排骨汤、蒜蓉西兰花汤等。这些汤类都营养丰富，可以促进人体新陈代谢，促进血液循环，维持呼吸道黏膜的完整性，保护气管、支气管和肺脏。

前面我们一直都在讲肺炎患者能吃什么、应该吃什么，当然肺炎患者也有很多不能吃的，比如以下几类食物：

◇糖类食物：糖类虽然能给人体提供能量，但其实它的营养成分却特别低。吃过多蛋糕、糖果等糖类食物，不但起不到补充营养的作用，还会降低白细胞的杀菌能力，阻碍炎症的消退。

◇刺激性的食物：肺炎患者也不可以吃刺激性的食物，比如大蒜、生姜、辣椒、芥末等等，这类食物会对肺炎患者气管的黏膜造成刺激，加重咳嗽、心悸、气喘、胸闷等症状。

◇寒凉食物：得了肺炎以后，消化功能也会受到一定的影响，因此，不能够吃寒凉食物，比如西瓜、雪梨、冰激凌、冰饮料等，要不然则会给胃肠道造成很大的负担，消化吸收功能受到影响，营养不足，那么肺炎患者的康复速度就容易变得迟缓。

除了饮食，肺炎患者需要注意的其他东西也不少。

第一，出门做好防护措施。许多地区都饱受雾霾、尘土等的影响，如果得了肺炎，建议尽量少出门。如果不得不出门，为了防止细菌进入肺部，出门戴上口罩，减少有害物质通过呼吸进入肺部。

第二，适当锻炼身体。刀不磨会生锈，人体的器官和系统也是一样的，如果不经常去"磨炼"它，它们的功能也会降低。肺炎患者痊愈以后记得选择一些空气清新、环境舒适的地方进行体育锻炼，改善肺部功能，提升肺活量。

【沈老专家温馨提示】

蜂蜜是一种药食同源的食品，蜂蜜的成分除了葡萄糖、果糖之外，还含有维生素、矿物质、多种氨基酸及丰富的多酚类等，具有缓解疲劳、消积润肠、祛痰止咳、抗菌、美容养肤等作用，因而广受青睐。但是蜂蜜并非人人都适合吃，这三类人就最好别吃！

◇1岁以内的婴儿：蜂蜜可能含有肉毒杆菌及其芽孢。成年人拥有强大的免疫和防御系统，食用后并不会产生什么问题。但婴幼儿肠道尚未发育完全，抵抗力差，肉毒杆菌进入体内后会在肠道中快速繁殖，并分泌肉毒素，很可能引起食物中毒，严重者甚至可能致命。

◇糖尿病患者：蜂蜜含糖量高达80%，主要成分是果糖和葡萄糖，进入人体后吸收得比较快，在短时间内引起血糖升高。糖尿病患者本来血糖就偏高，所以最好不要吃蜂蜜，否则会加剧血糖波动。

◇痛风急性发作期者：蜂蜜中含有大量果糖，会在肝脏代谢并产生大量尿酸。而且果糖摄入过多会导致人体对胰岛素出现抵抗，间接导致尿酸排泄量减少。尿酸产量增加了，排泄量却减少了，体内堆积的尿酸越来越多，那痛风就痛得更厉害了。

第八章　特殊人群护肺重点有不同

宝宝预防感冒很重要

不得不说，宝宝能健健康康地长大，是所有父母最简单、最实在的愿望。但是在宝宝成长的路上，伴随着爱，同样也伴随着不少焦虑和难题。就拿生病这件事来说，成为父母之后，自己生病不要紧，孩子生病才是让爸妈们乱了阵脚的头等大事。上个星期天气转凉，许多宝宝受寒生病。我前几天还接诊过一个宝宝，才一岁多，鼻塞流涕好几天了，时不时还咳嗽，因为生病不舒服，宝宝不愿意吃饭，觉也睡不好，没精神，整天病快快的，一看就是感冒了。宝妈很自责啊，她觉得都怪自己没及时给宝宝添加衣服，宝宝才受寒生病的。不过，她也是第一次当妈妈，照顾孩子没经验，也是可以理解的。

其实，宝宝感冒也不是什么大毛病，吃点药，调理一下就好了。有研究表明，6 岁以下儿童平均每年感冒 6 ~ 8 次，上托儿所、幼儿园的宝宝感冒次数甚至更多。尤其是秋后至初春，感冒几乎每月一次。有些爸爸妈妈觉得很奇怪啊，觉得自己已经非常精心照顾孩子了，衣食住行都面面俱到，为什么还是容易感冒？这是因为婴幼儿鼻腔相对短小，鼻黏膜柔嫩且血管丰富，加上呼吸道免疫功能较差，因而引起细菌或者病毒感染。加上孩子总是喜欢东摸摸西动动，没清洗就舔手，又喜欢和小朋友们聚在一起玩耍，也会增加交叉感染的概率。

虽然感冒不是什么大毛病，但宝宝难受，家长揪心。许多宝爸宝妈就开始病急乱投医，比如除了给孩子服用感冒药物外，还自行购买抗生素给孩子服用。有研究表明，绝大部分的感冒都是由病毒感染引起的，而非细菌。服用抗生素不但对感冒康复无益，反而会带来一些不良作用。

中医认为，感受风邪小儿发生感冒的主要原因，常兼杂寒、热、暑、湿、燥等，也有感受时邪疫毒引起的。在气候变化、冷热失常、沐浴着凉、调护不当的时候容易发生本病。小儿正气不足、机体抵抗力低下时，外邪易乘虚入侵而致感冒。《幼科释谜·感冒》说："感冒之原，由卫气虚，元府不闭，腠理常疏，虚邪贼风，卫阳受损。"这说明了小儿感冒的病因与小儿卫气不足有密切的关系。感冒的病变部位主要在肺，可累及肝脾。病机关键为肺卫失宣。肺主皮毛，司腠理开阖，开窍于鼻，外邪自口鼻或皮毛而入，客于肺卫，致表卫调节失司，卫阳受遏，肺气失宣，因而出现发热、恶风寒、鼻塞流涕、喷嚏、咳嗽等症状。

◇鼻塞流涕：在正常情况下，鼻中分泌的少量液体与蒸发量维持相对平衡，一旦鼻腔被风寒刺激而发生病变时，鼻腔中的分泌物就会变多而出现鼻塞、流涕等症状。

◇咳嗽痰多：小儿肺为娇脏，易受外邪侵袭，一旦感邪之后，肺失清肃，气机不利，津液凝聚为痰，痰阻气道，则发咳嗽。"痰"是呼吸道分泌的病理产物，是由于津液输布障碍变化而成，痰的产生不外两种因素：一是因为小儿喂养不当，嗜食辛凉而伤害了脾胃，使津液不能正常输布到全身各个组织器官，郁久化热，灼津耗液而致。二是因为小儿机体抵抗力低下，一旦受到自然界冷、热刺激后就会生病，导致肺气的宣降功能失常，水液的输布不能循其常道而行，则潴留阻塞气道而生病。

◇声音嘶哑：发音是肺气冲击咽喉的过程，咽喉部是发音的主要器官，喉部肌肉的开关使肺气不断冲击声带震动而产生声音。中医文献记载曰："会咽者，声音之门户也"，又指出："声出音于肺系而根于肾"。说明声音乃发于肾而出于肺气，冲击咽喉而形成。因此，一旦声音嘶哑，多由咽喉部疾患引起，与肺肾相关。

◇发热无汗：小儿感冒后发热的病机，主要是小儿正气抗御外来邪气的一种正邪抗争的表现。当机体感受外邪之后，其全身毛窍为了自卫，而全部闭塞，不得汗出，或出而不畅，而体温仍照常产生，又不得向外排泄，则产生发热之证。

总而言之，小儿肺脏娇嫩、脾常不足、神气怯弱，感邪之后，易出现夹痰、夹滞、夹惊的兼症。小儿肺脏娇嫩，感邪之后，失于宣肃，气机不利，津液凝聚为痰，加剧咳嗽，此为感冒夹痰。小儿脾常不足，感受外邪后导致脾胃运化功能减弱，稍有饮食不节，致乳食停积，阻滞中焦，则脘腹胀满、不思乳食，或伴呕吐、泄泻，此为感冒夹滞。小儿神气怯弱，肝气未盛，感邪之后，入里化热，热扰心肝，易致心神不安，睡卧不宁，惊惕抽风，此为感冒夹惊。

中医在预防感冒，调理孩子体质时，经常是脾肺同调，甚至更侧重于调理脾胃，这是因为脾土生肺金，脾是肺的能量源头，所以从根源调理脾胃是关键。比如让孩子吃软、吃暖、吃温。科学喂养、按需喂养，孩子不吃不要强喂，孩子吃得多，要学会适当控制，吃到七分饱就不要再进食了。以孩子消化情况为饮食标准来调整孩子的饮食分量和次数。孩子的脾胃情况，很多时候反映他们的消化状态，家长要学会判断，从而调整孩子饮食的分量、次数，而不是照本宣科、机械地定时定量。对气虚、易感易病的孩子，喂养的时候，要避免寒凉的食物，也别老喝凉茶降火。

除了呵护后天之本——脾胃，在日常养护方面，避免孩子感冒的做法有：保护好宝宝的肚子（神阙穴）、脚底板，避免受凉，不要让风直吹头面部。在感冒流行季节，少带孩子去公共场所玩。天气变化季节，及时增减衣物。同时建议反复感冒的宝宝接种肺炎疫苗和流感疫苗，以减少患病的次数。

小儿推拿是指手法施于小儿，以刺激穴位和经络，调动小儿机体，由机体自身去改善体内状态，达到脏腑间的阴平阳秘和人与自然的和谐的方法。治疗及预防感冒，一般选取外感四法。

（1）开天门100～150次：以两拇指自下而上（即从眉心至前发际）交替直推。起到疏风解表，开窍醒脑之效。

（2）推坎宫100～150次：以两拇指自眉心向眉梢作分推，并以其余四指放于头部两侧以固定。起到疏风解表，明目止痛之效。

（3）揉太阳穴1～2分钟：用中指指端揉眉梢后凹陷处。起到疏风解表，清热明目之效。

（4）揉耳后高骨 1 ~ 2 分钟：用拇指端揉按耳后之发际高骨下凹陷处。起到疏风解表，除烦安神之效。

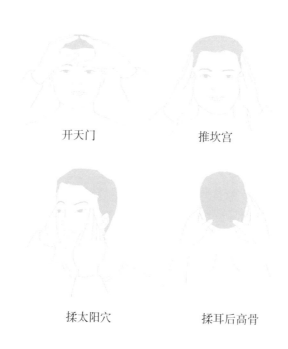

开天门　　　　　　　　　推坎宫

揉太阳穴　　　　　　　揉耳后高骨

【沈老专家温馨提示】

如果宝宝感冒超过 3 天，发热、咳嗽等症状依旧没有缓解，甚至加重了，有可能是继发了肺部感染，患上了肺炎。肺炎的典型症状可能包括持续高热不退（通常 39 ℃以上）伴寒颤；持续咳嗽，咳嗽加深、加重，或者是成串剧烈咳嗽；呼吸明显增快等。出现上述症状要立刻就医，由医生根据孩子的病情来决定是否使用抗生素，是否进行其他更积极的治疗。必须使用抗生素时，不要盲目拒绝。

老人胸闷，莫忘查肺

昨天出门诊的时候，有一个60多岁的男患者来找我看病，他说他胸闷好几天了，不知道是什么问题。我问他吸不吸烟？最近有没有咳嗽咳痰？胸闷和运动有没有什么关系？患者回答吸烟几十年了，最近时不时会咳嗽，没有痰，走路走快了胸闷比较明显。说到这里我心里对这个患者的情况就了解了个大概，刚好我的学生在旁边，我就想考考他，问他这个患者应该怎么处理？我学生很自信地说，患者活动后胸闷明显，心脏方面的可能性大，先让他去做个心电图和心脏彩超，再抽个血，查查心肌酶这些。其实，我这个学生答是答对了，但答得不够全面。胸闷的确常见于心血管疾病，但这个患者吸烟数十年，肺病的可能性也不小。在前面的基础上，应该再加上胸部 CT 和肺功能检查。

胸闷是一种主观感觉，即呼吸费力或气不够用。轻者若无其事，重者则觉得难受，就像被一块大石头压住了胸膛，甚至发生呼吸困难。它可能是身体器官的功能性表现，也可能是人体发生疾病的最早症状之一。

人们在门窗密闭、空气不流通的房间内逗留较长时间；遇到不愉快的事情，与别人发生口角、争执；精神高度紧张，心情过于郁闷，心理压力过大；处于气压偏低的区域；过度劳累、平常活动过少、神经衰弱患者、自主神经功能紊乱……往往会产生胸闷、疲劳的感觉。经过短时间的休息、开窗通风或到室外呼吸新鲜空气、思想放松、调节情绪，很快就能恢复正常。像这一类的胸闷是功能性的胸闷，不必紧张。

病理性胸闷是指因为身体出现了器质性病变，比如冠心病、心肌缺血、心肌炎等。由于心血管系统的异常导致胸腔心脏供血不足，因而出现胸闷气短的症状。但值得注意的是，这类疾病除了胸闷气短以外，往往还伴随着其他的明显不适。比如说，冠心病患者除了胸闷气短，还会出现心慌心悸、心绞痛等症状，而心肌炎往往伴有运动后气喘。想要排除心血管相关疾病引起的胸闷，需要去医院做心脏彩超、心电图、动态心电图、心脏磁共振等检查，一旦确诊要积极配合治疗。除了心病会引起胸闷，另一种常见的原因是肺部疾病。

◇气胸：当气胸发生时，胸腔内有大量气体压缩肺部组织，导致肺部受压不张，影响肺部功能，从而引起胸闷气短的发生。如果高度怀疑气胸，就可以做一下胸部 X 光或者胸部 CT 检查。

◇支气管哮喘：这种疾病的主要症状为呼吸困难，发作时伴有哮鸣音，胸闷，咳嗽。如果怀疑是支气管哮喘，就要及时去医院进行呼吸功能检查，并积极进行治疗。

◇慢性阻塞性肺疾病：多发生于常年吸烟的男性患者，主要症状是慢性咳嗽。咳嗽一般在早晨比较明显，往往伴有胸闷气短的症状。人体在进行活动时，胸闷气短会更加明显。如果咳嗽、胸闷气短进一步加重，甚至出现呼吸困难的症状，往往代表病情已经发展到一个比较严重的程度，一定要积极治疗。

◇肺癌：当肺癌的病灶比较大时，堵塞了部分支气管，影响肺部功能，就会出现胸闷气短的情况。早期肺癌一般不会有明显症状，肺癌患者一旦出现胸闷气短，往往代表病情已经到了中晚期了。中晚期肺癌不仅有胸闷气短，还会有胸部钝痛、隐痛等症状，如果是中央型肺癌，还会出现咯血的症状。

心肺疾病是引起胸闷的常见原因，此外贫血、甲状腺功能亢进症等也可以引起胸闷症状。那我们中医是怎么看待胸闷这个症状的呢？主要有以下五种原因。

◇宗气下陷：自然清气与水谷精气结合，化生为宗气。宗气聚积胸中，充百脉，帮助人体呼吸和发声。宗气不足者，气短懒言，少气无力；宗气下陷者，胸闷气短，常以抬肩深吸气为快。

◇气血瘀滞：上班族长时间在电脑前工作，学生每天伏案写作业，长时间处于不正确姿态，加上静多动少，容易导致气血瘀滞，引起胸闷。

◇胸阳不振：胸为空旷之地，阳气振，则阴霾散；阳气不振，则浊阴弥漫，阴沉压抑，故胸闷。

◇湿浊内滞：《脾胃论》说"清气不升，九窍为之不利"。湿浊内阻，清气不升，以致胸闷。湿浊内滞的其他表现有舌淡苔腻，口苦口黏，肢体困重，胃脘痞满，恶心欲呕，大便黏滞马桶不易冲干净等。

◇肝火旺盛：人在生气时，肝火滞留于两腋，肝火过旺让心君受辱，会出现胸闷气短、心悸、悲痛欲哭等症状。正因如此，人们弹拨极泉穴能有效驱散肝之邪气，从而缓解不适症状。弹拨时，用力要均匀和缓。开始时可适当轻缓，后来再慢慢加大力量，以手臂上产生酸麻感为佳。在弹拨的同时，患者最好能配合深呼吸。

老专家给中国人的护肺指南

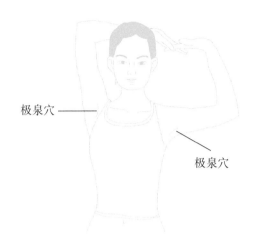

极泉穴

极泉穴

中医认为膻中穴是管理人体气血的枢纽，位于双乳中间。按揉膻中穴让气机通畅后，血脉的运行自然也就顺畅了，心脏的泵血和肺脏的呼吸也会变得轻松许多。具体做法为：先保持坐姿，全身放松，腰背挺直，闭合双眼，用手按揉膻中穴，先顺时针按揉100下，再逆时针按揉100下。然后深呼吸几次后，就会感到胸口的憋闷感明显减轻了。

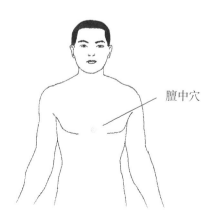

膻中穴

此外，老年人平时多吃健脾、益肺、补肾、理气、化痰的食物，比如猪、牛、羊及枇杷、橘子、梨、百合、罗汉果、大枣、莲子、杏仁、核桃、蜂蜜、银耳等，有助于增强体质，对防治慢性心肺疾病有一定作用。

【沈老专家温馨提示】

◇胸闷胸痛的症状持续 15 分钟以上，休息或吃了硝酸甘油以后，仍然不能缓解，请马上去医院，这种情况很有可能是心肌缺血引发了局部坏死，就是我们平常所说的"心肌梗死"。它会引发恶性心律失常、心力衰竭甚至休克，有致命危险。心肌梗死最常见的症状就是胸痛胸闷。

◇老年人发生胸闷需要高度警惕急性心肌梗死，据相关统计大概有三分之一的急性心肌梗死老年患者，并不会产生剧烈胸痛，而常以胸闷为主要症状，经常因为没有引起足够重视而延误了最佳的治疗时机。

上班族：吃好早餐就养肺

一日之计在于晨，吃一顿丰盛的早餐，整个人都会神清气爽，开启元气满满的一天。但也有不少人为了能多睡 10 分钟，路上随便买个面包或包子凑合一下，甚至直接不吃了。前几天有个白领来找我看病，说她最近老觉得胸闷，讲话声音小，胃也有点不舒服，做了心电图，查了胸片，抽了血，都没什么问题。我观察这个白领，发现她嘴唇偏白，脉也偏弱，有点肺气不足的表现。按照道理来说，她才 24 岁，刚刚工作没两年，平时不吸烟，也不怎么熬夜，不应该这么年轻就出现肺虚的表现。我详细地问了一下她平时的生活习惯，发现她早上为了多睡一会，几乎不怎么吃早餐。一天中，养肺最佳时间是早上 7 点到 9 点，基本跟我们早上吃早餐的时间重合了。换句话说，吃早餐就是养肺，不吃早餐不但伤肺，还伤胃、伤胆、伤心。

◇伤胃：吃进肚子里的食物，通常 6 小时左右便会进入胃排空状态。不吃早餐会影响胃酸分泌，诱发胃炎等消化系统疾病。如果长期不吃早餐，胃酸及胃里的消化酶，就会去"消化"胃黏膜，易导致胃溃疡、十二指肠溃疡等消化系统疾病。

◇伤胆：人在空腹的时候，胆汁中胆固醇的浓度特别高，在正常吃早饭的情况下，胆囊收缩，胆固醇随着胆汁排出。如果不吃早餐，胆囊没有食物刺激，就不收缩，胆固醇堆积在胆囊内，长期下去就会形成结石。

◇伤心：长期不吃早饭容易使低密度脂蛋白沉积于血管内

壁，导致动脉硬化的发生。美国哈佛大学的研究也已经证实，不注重早餐的习惯会使患心脏病危险增加 27%。

长期不吃早餐还会影响血糖、记忆力、智力发育等方面，那么早餐到底应该怎么吃呢？

第一，一天中的第一餐，最好在醒来后 2 小时内进行。如果早上 7 点起床，8 点吃了饭，可以算早饭。工作日上班辛苦了，周末起床晚一点，9 点多起床，10 点多吃进去的也可以算早饭。一般来说，早上 7 ~ 10 点之间吃早餐最好，这段时间是胃肠道活动比较旺盛的时期，进食可促进胃肠蠕动，有助于排便。

第二，早餐能量应该占日常所需能量的 20% ~ 30%。如果早上起来只是吃了一块饼干，随便喝了一杯酸奶，能量摄入远远达不到标准。严格来说，这样并不能算吃了早餐。早饭尽量营养丰富，多样化，比较推荐主食 + 蛋白质 + 果蔬 + 坚果的组合。

◇主食：比如面包、馒头、燕麦、杂粮等，主要成分是碳水化合物，在人体中，碳水化合物可以转为葡萄糖，是人体最主要的能量来源。

◇蛋白质：肉、蛋、奶也是早餐必不可少的一部分，这些食物富含蛋白质，是身体新陈代谢的必需品。

◇果蔬：水果、蔬菜含有维生素、矿物质、膳食纤维，有助于维持肠道正常功能，减少便秘风险。

◇坚果：坚果富含维生素 E 和多种矿物质，有利于心脏健康。

在准备早餐的时候，尽量采用蒸或煮的方式，少吃油炸、熏烤、腌制的食物，这种方式不仅会使营养成分遭到破坏，还会产生多种对健康有害的物质。

比如说，早餐时人们常吃的油条、煎蛋等，均属于高油食物。油脂摄入超标会引起体内血脂含量升高，影响血液的稳定运转和自身的正常代谢，容易导致肺部组织增生，增加罹患结节等病症的概率。

中医讲心肝脾肺肾五脏，我们的肺最娇嫩，最容易受外邪侵犯，其他脏腑受病也最容易传及肺脏。正因为肺脏娇嫩，所以我们平时就要注意养肺。

◇深吸气：本法有助于锻炼肺部的生理功能。每日睡前或起床前，平卧床上，以腹部进行深吸气，再吐气，反复做 20 ～ 30次。呼吸时要缓慢进行。

◇捶背端坐：此法可以通畅胸气，有预防感冒、健肺养肺的功效。腰背自然直立，两手握成空拳，反捶脊背中央及两侧，各捶 3 遍。捶背时要屏住呼吸，叩齿 10 次，缓缓吞咽津液数次。捶背时要从下向上，再从上到下反复数次。

◇北沙参玉竹老鸭汤

材料：老水鸭 1 只，北沙参 20 克，玉竹 15 克，生姜 2 片。

做法：先将北沙参、玉竹洗净，在水里稍微泡一泡，老鸭水沸后煮至半熟，再放入北沙参、玉竹，改文火煲 1 小时，加盐调味即可。

功效：养阴润肺。

◇罗汉果陈皮雪梨汤

材料：罗汉果 1 个，雪梨 2 个，陈皮 10 克，冰糖适量。

做法：材料洗净，罗汉果去壳留肉备用。雪梨切小块，与陈皮放入锅中加适量水煮 30 分钟，熄火 3 分钟，加入罗汉果浸泡 5 分钟，调入适量冰糖放温即可食用。

功效：理气醒神，清热润肺。

【 沈老专家温馨提示 】

罗汉果，又名长寿果，具有很高的营养价值。中医认为，罗汉果性凉，味甘、酸，有清热润肺、利咽开音、滑肠通便之功，常用于治疗肺热燥咳、咽痛失音、肠燥便秘等。现代研究表明，罗汉果能够抗氧化、防治高血压、高血脂、肥胖症等，同时含有丰富的糖苷，有降血糖的作用。尤其适合教师、卖场促销员、培训师及广播员等长时间讲话及需要保护嗓子的人食用，但食用罗汉果要注意以下几点：

◇不宜长期服用：是药三分毒，罗汉果作为一味性味寒凉的中药材，短期服用有一定保健作用。如果长期服用则可能引起脾虚寒，引起各种不适，如腹泻腹痛、食欲下降等。

◇夜尿频繁者不宜服用：罗汉果具有一定的利尿作用，夜尿频繁的人本身就容易起夜，如果再服用罗汉果会影响休息，不利于健康。

◇寒凉体质者可加姜服用：体质寒凉的人在食用罗汉果时，可以放入一两片姜一起泡煮以中和罗汉果的寒性。

吸烟族及二手烟吸入者：戒烟、改善饮食

之前有个爸爸带他 6 岁的儿子来找我看病，小朋友平时身体素质挺好的，不怎么生病，就是动不动就犯鼻炎，吃那些抗过敏的药和喷治鼻炎的喷剂，总是好不了几天，又开始发作，各种办法都试过了，就是没办法根除。小朋友老说鼻子痒，鼻塞，想流鼻涕，影响平时生活，也耽误学习，家长看着也揪心。这个爸爸一进诊室的门，一股巨大的烟味就扑面而来，再看他手指、牙齿都发黄，明显有一定时间的吸烟史了。我跟他说，什么药都不需要，你把烟戒了，小朋友的鼻炎自然就好了。他还不相信，觉得吸烟的是他自己，伤的是他自己的肺，小孩犯鼻炎跟他有什么关系。我跟他说，先回家戒烟两个星期，再回来找我看病。爸爸带着他儿子半信半疑地走了，两个星期以后再回来找我复诊时，他说戒烟以后，儿子犯鼻炎的次数都少了。

吸烟伤肺，是大家都知道的事情。长期吸烟的人，烟毒会滞留在肺部，对肺脏造成严重伤害，吸烟让肺布满烟尘，使肺部变黑。吸烟量越大、吸烟年限越长、开始吸烟年龄越小，得肺癌、慢性阻塞性肺疾病、肺气肿等疾病的风险就越高。有研究证明，每 10 个肺癌患者中就有 5 个是由吸烟引起的。而且吸烟不但伤肺，还伤心。吸烟容易引起血管内皮破裂，让胆固醇乘虚而入，导致动脉粥样硬化的发生，形成斑块，堵塞血管，让心血管疾病越发严重。大幅增加冠心病、心绞痛、心肌梗死、心源性猝死的风险。香烟中的有毒物质也会影响消化系统，会对肠胃造成很大

刺激，时间久了，不仅会使吸烟者的食欲下降，也会出现某些疾病，比如反流性食管炎、胃溃疡、恶性肿瘤等，给健康带来严重影响。

更要命的是，抽烟还会影响孩子，使孩子的肺功能减弱，更容易患支气管炎、肺炎、哮喘、变应性鼻炎等呼吸系统疾病。孩子虽然没有直接吸烟，但当家中有其他人吸烟时，孩子无疑会受到二手烟的危害。二手烟是烟草燃烧过程中散发到环境中的烟草烟雾，包括吸烟者吐出的烟雾和烟草燃烧过程中散发到空气中的烟雾，在成分上与吸烟者吸入的主流烟雾没有差别。换句话说，一手烟和二手烟的危害一样大。长期暴露在二手烟中的孩子，发生注意力不集中、多动症、学习能力障碍等风险是无暴露孩子的1.5 倍。

此外，吸烟还会增加患各种癌、脑梗死和糖尿病的风险。一支小小的香烟为什么能带来这么大的危害？这是因为香烟燃烧以后的烟草烟雾中含有 7000 余种化学物质，其中包括 250 多种有毒有害物质，近 70 种致癌物。

◇尼古丁：尼古丁是令人产生成瘾的主要物质之一，可以引发血管收缩、心跳加快、血压升高，造成血管内膜受损，加重动脉硬化，大量尼古丁还可以引起冠状动脉痉挛，诱发心绞痛和心肌梗死。

◇焦油：焦油是燃烧以后产生的黑色物质，是引起肺癌和喉癌的主要原因，会加重哮喘和其他肺部疾病的症状。我们注意观察一下身边长期吸烟的人，就会发现他们的牙齿和手指发黄发黑，这其实跟焦油有关。

◇一氧化碳：吸烟时，烟丝大部分时候不能完全燃烧，因此会有较多的一氧化碳产生。一氧化碳与血红蛋白结合，影响心血管的血氧供应，促进胆固醇增高，也可以间接影响某些肿瘤的形成。

◇亚硝胺：亚硝胺是一种极强的致癌物质，烟草在发酵过程中以及在点燃时会产生一种烟草特异的亚硝胺。

众所周知，吸烟有害健康，但是还是有很多人难以抵制香烟的诱惑，没有办法戒烟。吸烟之所以会上瘾，其罪魁祸首就是我们上面提到过的尼古丁，它是一种高度成瘾性物质。尼古丁进入体内后，约 10 秒就会随着血液循环进入大脑中枢，刺激多巴胺快速释放。多巴胺是一种愉悦激素，能让人产生愉悦感，而吸烟者一旦停止摄入尼古丁，愉悦感就会消失，从而让吸烟者再次吸烟，以保持大脑中的尼古丁含量。而戒烟之所以难戒，主要是因为身体出现了戒断反应，这其实是戒烟过程中正常的生理现象。

戒烟时，身体中的尼古丁水平下降，多巴胺分泌急剧减少，没有了快乐源泉，就会出现焦虑抑郁、头痛不安、注意力不集中甚至烦躁失眠等症状，以上过程，在医学上称为"戒断反应"。戒断反应一般在戒烟几个小时后就会出现，尤其是戒烟刚开始的14天内，复吸的欲望最为高涨，熬过这一段时间，吸烟的欲望就会逐渐下降。所以，对戒烟者来说，刚开始戒烟时最易复吸，但是吸烟时间越长，戒烟就越难。

许多医院都开设有戒烟门诊，必要时吸烟者可以寻求专业人士的帮助，或者学习科学的戒烟方法以提高成功率。松叶是生于长白山的天然植物。《本草纲目》记载，松叶有戒烟、抗氧化、降血糖、活血安神的效能。现代研究发现，松叶富含类黄酮及络氨酸等成分，可有效阻断烟草对健康的损伤，同时改善戒断综合征，减少负面情绪。常喝松叶茶不仅有保健、保护毛细血管的作用，还可以帮助戒烟，一举多得。不喜欢茶饮，也可以尝试我们中医的耳针疗法。耳部为宗脉之所聚，全身脏器的经络都与耳朵相通。耳针疗法可疏通全身经络，调整肺腑功能。一旦犯烟瘾，或想抽烟，可用王不留行籽按压肺穴、神门和皮质下耳穴这3个穴位，从而达到抑制烟瘾的目的。偶尔想控制烟量，还可以按压这3个穴位，以出现局部胀痛感为佳。

但戒烟并不是一件容易的事情，既然戒烟戒不掉，那有什么办法能减轻吸烟的危害呢？

◇多补充维生素：香烟烟雾中的某些化合物可以使维生素A、维生素B、维生素C、维生素E等的活性大为降低，并可以大量消耗体内维生素，特别是具有抗癌作用的维生素C。因此，吸烟的人需要经常吃一些富含维生素的食物，这样既可以补充因为吸烟所引起的维生素缺乏，又能增强人体的自身免疫功能。比如胡萝卜、花生、玉米面、豆芽、绿叶蔬菜、水果、植物油等。

◇补硒：经常吸烟容易导致人体血液中的硒元素含量偏低，再加上硒是防癌抗癌不可缺少的一种微量元素。因此，吸烟者应经常吃含硒丰富的食物，如动物肝脏、海藻及虾类等。

◇多喝茶：茶有利于排尿，把香烟中的有害物质通过尿液排出，减少有害物质在体内的停留时间，从而减轻对身体的伤害。此外，香烟中的尼古丁吸入人体后可促使血管收缩，加速动脉硬化，并让人体中的维生素 C 含量下降，而吸烟者喝茶可以有效地补充人体的维生素 C。更重要的是，茶叶中的茶多酚有抑制致癌物的功效。

◇多吃可以降低胆固醇的食物：吸烟可使血管中的胆固醇及脂肪沉积量加大，大脑供血量减少，会加速大脑老化及脑萎缩等。所以，吸烟者应该少吃含脂肪酸的肥肉，而应多吃能够降低或抑制胆固醇合成的食物，如牛肉、鱼类、豆制品及一些高纤维食物，如辣椒粉、肉桂及水果、蔬菜等。

当然，保护肺部最根本的方法还是戒烟，不仅是为了自己的健康，也为了家人和孩子。

【沈老专家温馨提示】

戒断反应是阻碍烟民戒烟的主要难题，那有什么办法可以应对呢？首先让自己忙起来，培养其他兴趣爱好，如散步、阅读、烹饪、唱歌、跳舞等；第二，想吸烟时，可以通过含吸管、嚼口香糖、吃棒棒糖或薄荷糖、嗑瓜子等转移注意力；第三，改变生活习惯、周围环境和社会交往，比如饭后散步或刷碗、听音乐或聊天、改变家具挂件的位置、去无烟场所、结交不吸烟的朋友等；还有很重要的一点是获得家人和朋友的支持，告诉他们你正在戒烟，当出现戒断症状时，请他们理解包涵，当烟瘾发作时，请他们监督支持。

第九章　护肺小妙招，宣肺防大病

唱歌宣通肺气排毒法

之前有一个患者因为常年吸烟得了慢性阻塞性肺疾病，总是呼吸困难，稍微动一下就喘不过气来。天气一变冷，就开始咳嗽，反反复复肺部感染，吃药效果也一般，好一阵、坏一阵的，患者不堪其扰啊。我给他调整了一下用药方案，并让他有事没事就唱唱歌。因为唱歌不仅可以帮助调整呼吸，还能提升肺部功能。从这以后，一向五音不全的患者就开始了在自己家院子里大声歌唱的生涯，天天唱唱，结果越唱越好，呼吸也越唱越顺畅，身体也越变越好了，不会动不动就气促咳嗽了。患者能恢复到这个程度，吃药肯定是起了主要作用，但唱歌带来的效果也不容小觑。

中医认为，肺不仅掌管着呼吸，还朝百脉，这个"朝百脉"的意思就是：肺一呼一吸，推动经络之气，在经络之内像潮水一样有节律地流动。《难经》说："人一呼，脉行三寸，一吸，脉行三寸；呼吸定息，脉行六寸。"由此可见，早在两千多年前，我们的老祖宗就已经用肺的呼吸来判定经络之气的运行，而不是用心跳。经络是气血津液的通道，而肺的呼吸是气血津液流动的动力。通俗点说，如果想要加速经络之气的运行，那么就需要多从肺入手。通过肺的呼吸加速，增加气血运行，多吸入清阳之气，增加正气恢复的机会，这就是唱歌养肺的道理。

其实不只是唱歌，练气功、练瑜伽、练太极等过程中，呼吸配合，即调节呼吸，都是很重要的一环。有些人在练气功的时候，仅仅只是做了调呼吸这个动作，都能发出一身汗来，这也就是经络之气运行通畅的道理。

我们再来看看现代医学是怎么解释唱歌能宣通肺气的，肺是气体交换的主要场所，既能吸入氧气，也能呼出二氧化碳，肺的活动度越大，肺活量也就越好。而唱歌可以起到扩胸作用，通过对横膈肌的运动，将气吸入肺部，气息冲击声带，产生的声音经过共鸣腔体，进行肺部的综合调节。随着歌曲节奏快慢、缓急的变化，歌唱的呼吸时长时短、时快时慢，呼吸系统不断加压减压的快速变化，使得呼吸系统的肌肉得到锻炼。

此外，唱歌，特别是唱自己喜爱的歌曲时，大脑会生成和释放类似于吗啡的脑内激素，能提高人体内免疫球蛋白 A 和抗压力激素的浓度，从而增强机体的免疫功能。人在情绪欢愉时，大脑还会产生一种名为"脑咖啡"的激素，使心情变得愉悦，从而促进心理健康。古语说："肝在声为呼，脾在声为歌。"唱歌可以疏肝理脾。当一个人全身心投入演唱时，神经会变得紧张起来，演唱结束时随即放松下来，这样一松一紧的循环可以刺激自主神经，缓解身心压力。目前，很多公司都借助音乐疗法为员工减压。医院的心理科也经常使用音乐疗法来帮助患者放松。唱歌有助于增加脑部血流量与氧气的交换，促进大脑的新陈代谢，让孩子多唱唱歌，有助于开发智力。

《黄帝内经》说："悲则气消；忧愁者，气闭塞而不行。"说明过度悲哀或忧愁，最易损伤肺气，或导致肺气运行失常。中医有一个专门的说法叫"笑能宣肺"，也就是说笑可以促进肺部健康，特别是大笑。和唱歌宣通肺气的机理差不多，大笑之后会出现胸腔扩张、腹肌扩张，从而加快、加深呼吸，清理呼吸道。甚至有时我们会笑得喘不过气来，眼泪都流出来，这时就达到了过度呼吸的效果。深度呼吸和过度呼吸都可以促进新陈代谢，吸入清气，排出浊气，调整呼吸，锻炼肺脏功能，加快血液循环，有助于解除疲劳，恢复体力。这便是"笑"在医学上最大的功能。

除了唱歌和大笑之外，药膳对宣通肺气也有显著的作用。

莲子百合焖猪肉

材料：莲子、百合各50克，猪瘦肉250克，盐、葱、姜、黄酒各适量。

做法：莲子、百合洗净，与瘦猪肉同放锅内，加姜、葱、盐、黄酒、清水适量，共炖1小时即可。佐餐食用。

功效：养阴清热，润肺清心，适用于肺气虚弱之人。

陈皮丝瓜饮

材料：陈皮6克，杏仁3克，老丝瓜1段，白糖10克。

做法：将陈皮洗净，杏仁去皮尖，老丝瓜洗净，共入锅内，加水适量，置武火上烧沸，文火熬20分钟，滤渣取汁，再加白糖搅匀即成。

功效：宣肺止咳。适用于肺气不宣而致咳嗽咳痰、呕吐痰涎、口干口渴、脘腹胀满等病症。

◇百合南瓜粥

材料：南瓜 250 克，糯米 100 克，百合 1 个，冰糖、芝麻各适量。

做法：将糯米磨成粉末，百合洗净备用。将糯米粉和去皮切块的南瓜放锅内，加水煮滚后慢火熬成黏稠状，加百合、适量的冰糖再煲一会儿即可。也可放入芝麻或其他碎果仁，口感更佳。每次饭后食用，可常食。

功效：南瓜可以润肺健脾，镇咳化痰。百合有镇静止咳、温肺益气、定喘的功效。

【沈老专家温馨提示】

南瓜属于葫芦科蔬菜，在特殊条件下会产生一种有毒的物质，叫"葫芦素"。误食葫芦素会引起中毒，所以大家吃南瓜、丝瓜、西葫芦、黄瓜、冬瓜等时，尝到很苦的味道，别犹豫，赶紧吐掉。此外，吃南瓜也有一些讲究，不适合与以下食物同时食用。

◇菠菜：南瓜富含能够分解维生素 C 的酶，会破坏菠菜中的维生素 C，同时自身营养价值也会降低。

◇红薯：南瓜与红薯皆属易滞气食物，如果不煮熟便食用会引起腹胀，若二者同食，更容易导致肠胃气胀、腹痛、吐酸水等。

◇虾：虾肉中含有多种微量元素，与南瓜同时食用，能与其中的果胶反应，生成难以消化吸收的物质，导致痢疾。

凌晨 3—5 点睡得熟，气色红润精气足

前几天有一个姓王的女患者来找我看病，她说自从大学毕业出来工作以后，压力特别大，就经常失眠。我问她是入睡困难，还是醒得早？王小姐回答说，她经常半夜醒来，然后就再也睡不着。因为长期睡眠不足，没有精神，脑子经常犯迷糊，工作老是出错。工作越焦虑，她就越容易失眠，久而久之，就变成了一个难以逆转的恶性循环。中医认为失眠的病机多为阴阳失调，阳不入阴。阳入于阴则寐，阴出入阳则寤。可见阴阳平衡是睡眠安稳的必要条件。治疗失眠时，我们通常注重交通阴阳，调心安神，所以我给王小姐开了几剂滋阴潜阳、养心安神的中药。但她回去吃了半个月以后，效果并不好，又回来找我复诊。我百思不得其解，这是我多年行医经验得出的失眠良方，很多失眠患者服用之后，睡眠问题大大改善，但为什么在王小姐身上效果这么不明显呢？我又详细地询问了一下她失眠的具体情况，她说她经常半夜三五点醒来。听她这样一说，我治病的思路就豁然开朗，凌晨 3—5 点是寅时，肺经当令，肺气不足或闭塞不行就容易引起失眠。王小姐因为工作压力大，抑郁焦虑，肺气闭塞不通，脉也是细涩的，符合气滞之象。于是我在前方的基础上给她加上了桔梗、木香等能够调畅气机的药，同时劝诫她学会释放压力，保持乐观积极的心态。才服了 3 剂，王小姐就打电话跟我反馈，睡眠问题大大改善了。服用半个月以后，几乎不会在半夜醒来了，失眠得到了解决，睡眠充足了，王小姐面色红润，精神状态也特

别好。

人的一生有三分之一的时间在睡眠中度过，睡眠与健康有着千丝万缕的联系。睡眠对于人体的作用主要有消除疲劳、恢复体力、增强免疫力；延缓大脑衰老，促进与学习和记忆巩固相关的神经塑性重组，提高记忆力，恢复脑功能；有利于心理健康及情绪稳定，睡不够、睡不好，会有"起床气"；充足的睡眠对青少年的生长发育至关重要。然而现代社会，尤其是大城市的人，经常昼夜颠倒，很多人都是晚上 12 点之后才睡觉，甚至熬夜通宵。长期睡眠不均衡会导致疲乏无力、精神恍惚、失眠健忘，甚至猝死，影响正常的生活和工作，增加患各种疾病的风险。有些朋友因为长期失眠，白天感到疲劳，没有精神，脾气也容易越来越暴躁，长期发展下去还会出现焦虑和抑郁的情况，例如情绪紧张、担心、坐立不安、对以往的爱好提不起兴趣、食欲减退、绝望自卑，等等。

中医称失眠为"不寐"，"寐"字在《说文解字》中解释为"寐，卧也"，即其本义为睡着的意思，不寐就是睡不着的意思。《黄帝内经》说："昼精而夜瞑。"睡眠是人们对自然界昼夜规律的生理适应。前面我们已经说过，失眠的病机为阴阳失调，阳不入阴。但对于有些患者来说，光交通阴阳，调心安神是远远不够的，还需要补益肺气或者宣通肺气。凌晨 3—5 点是寅时，肺经当令。此刻肺经最旺，肝脏在丑时把血液推陈出新之后，把新鲜的血液输送给肺，通过肺送往全身各处。所以，此时睡眠好的人清晨起来往往面色红润，精力充沛。但随着年龄的增长，肺气越来越虚，再加上气血衰弱，五脏之气难以互相协调，所以老年人睡眠质量往往不如年轻时。那王小姐年纪轻轻的，也不像肺气虚、气血衰的样子啊？她不是肺气虚，而是肺气闭塞。《素问·阴阳应象大论》说："人有五脏化气，以生喜怒悲忧恐……其在脏为肺，在志为忧，忧伤肺，喜胜忧，寒胜热。"《素问·至真要大论》也说："诸气膹郁，皆属于肺。"所以"忧"根据中医五行归属于"肺"，过忧则伤肺，致使肺气闭塞不行，而肺之气机失常又表现出或加重情志的变化。经历过失眠的人都知道，一旦失眠，不知不觉就会进入恶性循环，愈想睡，愈加不得眠，故《灵枢·本神》说：忧愁者，气闭塞而不行。"由此可知，肺运行正常与否对于失眠的脏腑辨证发挥着重要的作用。

"药补不如食补，食补不如觉补"，睡眠和饮食一样，都是生存的必需品，对身体健康有至关重要的作用。可偏偏因为各种各样的原因，很多人都存在睡眠问题，为了改善睡眠质量，用尽了各种方法，但效果并不好，甚至陷入了助眠误区。

◇误区一：睡前运动入睡会更快

适量的运动可以使白天的紧张情绪得到消除，从而提升晚上的睡眠质量。但是睡前 2 小时的剧烈运动会使神经系统过于兴奋，身体各部分功能处于高速运转状态，这样只会让身体越来越清醒，从而导致错过理想的睡眠时间。睡前应当以静态运动为主。比如瑜伽、腹式呼吸等，适当的伸展运动可以促进睡眠。

◇误区二：躺床上刷手机助眠

电子产品早已遍布我们日常生活的方方面面，许多人都有睡前刷手机的习惯，然而眼睛接收到手机的蓝光以后，光线会影响褪黑素分泌，导致大脑接收到错误的信号，难以入眠。视神经细胞只要受到 8 分钟的蓝光刺激，就会让身体持续兴奋至少 1 小时。

所以，在睡前半小时，最好禁用手机、平板、电脑等电子产品。

◇误区三：喝酒有助睡眠

酒精虽然有一定的镇静催眠作用，但持续时间比较短暂。看似睡着了，其实大脑并没有真正地休息。而且，酒精的催眠效应消失后，人们反而容易早醒，甚至失眠。因此，人们在酒后醒来时，往往更会感到头昏脑涨、白天没精神等不适症状。喝酒不仅不会助眠，还会伤身。酒后入眠还可能导致睡眠呼吸障碍和呼吸暂停、心脏功能紊乱、血压升高、损伤肝脏等危害。

◇误区四：白天或周末补觉

晚上熬夜打游戏，白天补觉，或者工作日睡不够，周末补个大懒觉，但这种睡眠模式只能让人感觉到更多的休息，解决纸面上的缺觉问题，并不能消除平时睡眠不足对身体造成的伤害。

清代养生家李渔说："养生之诀，当以睡眠为先。"人们应该充分利用睡眠时间，为生命积蓄能量。《黄帝内经》说："人卧血归肝，肝受血而能视，足受血而能步，掌受血而能握，指受血而能摄。"人之目视、足步、掌握、指摄等生命活动的能量，都是通过睡眠源源不断地积蓄起来的。

许多上班族和学生党白天用脑多，思虑多，可以在睡前泡脚20 分钟，同时闭眼放松。中医认为热水泡脚有助于刺激足底穴位，引血下行，避免气血都集中在脑部，有助于一夜好眠。

《黄帝内经》说："胃不和则卧不安。"饮食不节制，尤其晚餐过饱或睡前吃东西，加重胃肠负担，食滞中焦，胃失和降，从而影响睡眠。最好在 19 点前吃完晚餐，脾胃升降和谐利于睡眠。此外，午后、晚间不饮茶或含咖啡因的饮料。下面给大家推荐 2款能助眠的药膳。

酸枣仁安神粥

材料：酸枣仁 50 克，茯苓 15 克，党参 50 克，五味子 15克，桂圆 15 克，糯米 100 克，冰糖适量。

做法：将酸枣仁洗净，晾干后用刀背压碎，与茯苓、党参、五味子一起加水煎煮，用纱布过滤取汁备用；再将糯米淘净，加入少量清水煮粥，待第一次煮沸后倒入药汁和桂圆，文火煮成浓稠状，加入冰糖拌匀即可。

功效：此方中酸枣仁养心益肝、安神宁志，五味子收敛固摄安神，党参、茯苓健脾补气，对入睡困难或易醒有帮助。

双耳烧大枣

材料：大枣（红枣）15 克，白木耳 15 克，黑木耳 15 克，盐、香油、葱姜各适量，清水 100 毫升。

做法：将黑白木耳洗净浸泡后，切成条状备用，再将大枣洗净去核备用；将姜放入油锅中爆香后放入黑白木耳翻炒几下后，再放入大枣；加水盖上锅盖焖 5 分钟后快速翻炒，收汤后加入调味料即可。

功效：此方中大枣富含各种维生素，木耳有清肺养胃滋阴的功效，对调节内分泌和优化睡眠、消除疲劳有帮助。

【沈老专家温馨提示】

　　木耳营养丰富，有清肺、清血管、清肠道的功效，它本身没有毒素，但不当的泡发方式容易滋生细菌。木耳泡水以后，在环境温度较高的情况下，不可避免地变成能够滋生多种微生物的优良培养基，甚至可能会生长出椰毒假单胞菌，该细菌产生的生物毒素——米酵菌酸，食用后会引起恶心、呕吐、腹泻、发热，甚至死亡的情况。米酵菌酸具有耐高温、难溶于水的特性，高温烹饪也无法去除，所以即使是将泡过的木耳认真清洗、做熟，毒素也没办法完全去掉。因而泡发木耳类食材，一定随发随吃，用冷水泡 1 ~ 2 小时就可以了，最长也不宜超过 4 小时。如果是温水或者热水泡，时间要相对缩短。当泡发木耳的时间较长，出现浑浊、发黏和异味的情况时，一定要果断扔掉。

花香怡人，当心肺受伤

刘小姐前段时间搬了新家，住了没多久，晚上就开始出现失眠的症状，最近还时不时气喘、咳嗽。她以为是新装修的房子甲醛超标了，就去找了专业团队来家里检测了甲醛浓度，但并没有什么问题。刘小姐怕自己的身体有什么毛病，在当地医院做了不少检查，但并没有发现什么大问题。经人介绍就挂了我的号，我问她什么时候症状最明显。她说在家的时候，气喘、咳嗽比较厉害，在公司时就好很多。我又问她，家里最近有没有用空气清新剂这一类的物品。她说，空气清新剂倒没用过，但刚搬家的时候，嫌弃新家具的味道不好闻，买了一盆夜来香放室内清新空气。我恍然大悟，原来问题出在这盆夜来香身上。夜来香在夜间停止光合作用，并排出大量废气，这些废气就是香味的来源。长期吸入这种废气，不但伤肺，还伤心，可以引起失眠、头昏、气喘、咳嗽等症状，并使高血压和心脏病患者格外憋闷难受，加重病情。白天的时候，夜来香进行光合作用，可以摆在室内，但为了安全起见，需要打开窗户，保持环境通风，但是到了晚上的时候，就应该及时将夜来香搬到室外。刘小姐从我这看完诊，一回到家，马上就把夜来香移到阳台去了，她那天晚上也难得睡了个安稳觉。

很多人喜欢摆弄花草，在家中养上几株绿植，这样既能给家中增添勃勃生机，还能陶冶自己的情操，但并不是所有的花花草草都适合往家里放，否则可能会使得肺受伤。比如说，月季花所散发出来的浓郁香味，会使一部分人产生胸闷不适、呼吸困难。紫荆花的花粉有致敏性，容易诱发哮喘或者加重咳嗽。因此，有哮喘患者的家庭不要种植紫荆花。即使家里没人有这类疾病，也尽量不要种植。还有些绿植会对身体其他地方造成伤害。

◇兰花和百合花这两种花的香气会刺激人的神经系统，令人过度兴奋，特别容易导致人失眠。

◇松柏类花木的芳香气味对人体的肠胃有刺激作用，不仅会影响食欲，还可能使孕妇感到心烦意乱、恶心呕吐。

◇含羞草体内的含羞草碱是一种有毒物质，接触过多会引起眉毛稀疏、头发变黄甚至脱落，还会损伤人的皮肤。

◇《甄嬛传》大家应该都看过吧，夹竹桃差点使甄嬛流产。这是因为夹竹桃分泌的乳白色汁液和花粉，会使人中毒，出现昏昏欲睡、智力下降等症状。特别是孕妇接触后，会致胎儿畸形，严重的甚至可能引起滑胎。

住在马路边，汽车尾气难免从窗户飘进来；一大家子人要吃饭，油烟气的产生总是无可避免；家里有人吸烟，二手烟满天飞；这些废气在不知不觉间影响着肺部健康。"清道夫"是指打扫卫生、保持环境洁净的工作人员，而具有吸收空气中有害物质，清新、净化空气，改善空气质量功能的，把它称为"空气清道夫"。植物界中有一批净化空气的"绿色清道夫"，它们具有较强的净化空气的能力，适合放在室内养殖。

◇虎尾兰即便在夜间，也可以吸收二氧化碳，放出氧气，六棵齐腰高的虎尾兰就可以满足一个人的吸氧量。此外，它还能吸收室内80%以上的有害气体，可有效清除二氧化硫、氯、乙醚等有害物质，盆栽于室，清新典雅，又能改善室内空气，有益于人体健康。

◇仙人掌的内茎气孔在夜间呈张开状态，释放氧气，吸收空气中的有害物质，并将其分解成养分，重新吸收利用，从而使室内空气得到净化。因为仙人掌吸收有害气体的能力居植物之首，故被冠以"空气净化器"的美誉。

◇吊兰是最为传统的居室垂挂植物之一，可以有效吸收一氧化碳、甲醛、苯、尼古丁等有害物质，具有较强的净化空气的能力。

◇绿萝能吸收空气中的苯、三氯乙烯、甲醛等，刚装修好的新居多通风、使用有害气体吸附剂，然后再摆放几盆绿萝，很快就可以达到入住标准了。此外，绿萝还能分解由复印机、打印机排放出的苯，是复印店、办公室等场所的最佳绿植。

◇芦荟是有名的美容圣品，但除了美容，它同样能净化空气，是吸收甲醛的一把好手。

◇常春藤是藤本类绿化植物中用得最多的材料之一，不仅有绿化、美化的效果，同时也发挥着增氧、降温、减尘、减少噪声等作用。在室内养殖能有效抵制尼古丁中的致癌物质对人体的侵害。

除了在家中摆放一些绿植帮助净化空气，以下食物对排出肺部毒素也有不错的效果。

◇薄荷是一种具有舒缓作用的草本植物，对各种呼吸疾病，比如咳嗽、喉咙感染和鼻窦感染等都有一定的辅助治疗作用。多喝薄荷茶可以清理肺部的毒素，让我们的肺变得更健康。

◇葡萄所含的有效成分可以帮助肺部细胞排毒，提高细胞的新陈代谢水平。经常吸烟的人或者处于二手烟环境的人可以多吃葡萄。

◇猪血中的蛋白质经胃酸分解后可以产生一种物质。这种物质能与进入人体内的粉尘和有害金属微粒起生化反应，然后通过大小便，将这些有害物带出体外，堪称人体污物的"清道夫"。

◇半边莲又称祛痰菜，使用它来维护呼吸系统健康已经有相当长的历史。半边莲含有一种生物碱（又称山梗菜碱），不仅能够清除黏液、祛痰及清洁肺部，还有扩张支气管的作用，可以让呼吸变得更顺畅。

【沈老专家温馨提示】

薄荷具有提神醒脑的功效，所以不适合一下吃太多，也不要在晚上吃，以免造成失眠困扰。薄荷叶还具有抑制乳汁分泌的作用，怀孕及哺乳妇女也不宜多用。此外，薄荷芳香辛散，发汗耗气，阴虚血燥、肝阳偏亢、肺虚咳嗽、表虚多汗的人忌服。

练习腹式呼吸，增大肺活量

去年有个 70 多岁的患者来找我看病，他说自己不吸烟不喝酒，平时生活习惯挺好的，也很少生病。但有一个问题一直困扰他很多年，就是一到冬天的时候，就容易感冒、咳嗽，整个冬天几乎都是在鼻塞、流涕、咳嗽中度过。他觉得自己是年纪大了，抵抗力差，吃了不少补品也没啥用。医生也看过，但也治标不治本。听完他的情况，我就让他回去练习腹式呼吸，大概练了两三个月，感冒、咳嗽的频率减少了，讲话的中气都足了。腹式呼吸到底是何方神圣，居然有这么神奇的功效，今天就跟大家好好唠嗑唠嗑。

许多人都习惯于胸式呼吸，这种呼吸方式主要是胸部的扩张和收缩，横膈膜的运动幅度较小。如此一来，呼吸运动多集中在上中肺进行，肺的中下部由于运动少，得不到足够的运动和锻炼，长时间废用易使肺叶老化，弹性减退，呼吸功能变差，肺活量也随之下降。这样一来，光凭上中部的肺呼吸就不能获得充足的氧气，也满足不了全身各组织器官对氧的需求。氧气不够，那么就没有办法进行正常的新陈代谢，机体抵抗力下降，易患上各种呼吸道疾病，老年人易发生中下肺的肺部感染也与此有关。而在腹式呼吸时，腹部扩张引起膈肌下降，肺部被迫扩张，最大限度地利用了肺组织，使中下肺叶的肺泡在换气中得到健康的锻炼，改善了肺部的血液循环，提高了肺活量，使肺功能得到增强。由于肺功能的增强，无形中增强了肺部免疫细胞对尘埃和病菌的吞噬和清除能力，有效地预防了肺部多种疾病的发生。

胸式呼吸　　　　腹式呼吸

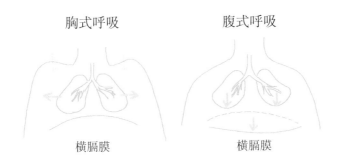

横膈膜　　　　　横膈膜

除了扩大肺活量，改善肺功能，腹式呼吸的作用还远远不止这些。

◇改善消化功能：腹腔汇聚着胃、大肠、小肠等消化器官。在进行腹式呼吸时，胃肠的活动量就会增大，蠕动加快，消化功能也将得到加强。人体对养分的吸收更加充分，对糟粕的排斥也更加彻底。因此，有规律的腹式呼吸有利于防止习惯性便秘，改善消化不良。

◇改善肝胆功能：腹部呼吸有利于疏肝利胆，促进胆汁的分泌以及排泄，避免胆囊结石的发生。另外腹式呼吸还能通过舒张腹部血管降低血压。

◇改善盆腔血运，增强生殖健康：腹式呼吸在使腹内压增加的同时，也改善了盆腔内的血液循环，增强了生殖系统的健康。如果将腹式呼吸与提肛运动结合起来，更会起到益肾强精、延缓性腺衰老之妙，对防范男女泌尿系及生殖系统疾病都有一定的作用。

◇缓解紧张焦虑情绪：腹式呼吸是深度呼吸，可以将大量停滞在肺底部的二氧化碳等代谢废气吐出来。当一个人感到紧张和焦虑时，呼吸会变得急促，心跳也会加快。这时候进行腹式呼吸可以让呼吸变得顺畅，提高血氧浓度，心跳也会恢复平稳，让紧张和焦虑的情绪逐渐消失。睡前进行腹式呼吸练习，对促进睡眠也有一定的效果。当呼吸频率慢下来，人的情绪也会逐渐平静，全身肌肉放松，睡眠就会慢慢地启动，直至入睡。

《抱朴子》说："明吐纳之道者，则为行气，足以延寿矣。"中医认为腹部是人体重要经脉循行汇聚之所。腹内的脾胃，是人体的后天之本，是营卫气血的发源地。人体的五脏六腑、四肢百骸的营养，均靠脾胃水谷精微的供养。腹式呼吸时，随着腹肌的起伏，加强了气血的运行，促使了经脉的畅通，使人体处于松静自如及经气运行的最佳状态，这对人体的身心健康是十分有益的。中医有一句话叫"呼吸入腰，百病全消"，其实也和腹式呼吸有一定关系。肺主气，司呼吸；肾主纳气。肾气强，纳气有根，肺的肃降功能才能正常实施。如果肾气收纳无权，那肺就肃降不及，呼吸受限。由此可见，呼吸必须"入腰入肾"才算最好。如何才能达到"呼吸入腰"呢？最简单的一种方法就是深呼吸，深呼吸的时候，不但要让自己的胸廓扩张，腰部尤其是双肾处也要有力扩张，感觉如气入腰，使得呼吸深远绵长，这样才能最大程度地发挥肾的纳气之效。而腹式呼吸法作为流传千年的养生保健法，相对于深呼吸来说，更系统，也更全面，而且至今未被时代淘汰，并逐渐应用于各类疾病的康复治疗中。

我们前面讲了这么多腹式呼吸的好处，那到底该怎么做呢？

首先，摆好体位，站、坐、卧都可以，将一只手放在腹部，想象身体完全处于放松状态，感受正常呼吸时胸部和腹部的运动，这样做可以帮助你确认接下来你做的腹式呼吸是否正确。然后用鼻子缓慢吸气。吸气时，最大限度地向外扩张腹部，胸部尽量保持不动；同时腹部逐渐隆起，直至无法再吸入多余的空气，腹肌放松。接着用嘴巴慢慢吐气。吐气时，腹部缓缓回落，胸部尽量保持不动；膈肌放松，腹肌弹性回缩。建议吸气 4 秒，再转入呼气阶段，呼气 6 秒，细心体会腹部的一起一落。每次坚持 10 ~ 15 分钟，每天 3 次以上为佳。

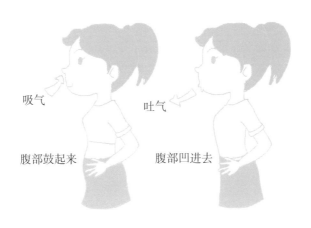

吸气　　　　吐气

腹部鼓起来　　　腹部凹进去

当你学会躺着做腹式呼吸以后，也可以尝试站立、坐着或者以其他姿势做。

除了腹式呼吸，吹气球也可以帮助我们锻炼肺功能。具体做法如下：先取一只未充气的气球。深吸一口气至不能再吸，稍屏气后对着气球口慢慢吹，直到吹不动为止。每次 15 ~ 20 分钟，每天 2 ~ 3 次。如果没有气球的话，在玻璃瓶中装入半瓶水，然后插一个吸管，对着吸管吹泡泡，也有同样的效果。需要跟大家特别强调的一点是，吹气球不在于吹得快，也不在于吹得多，只要尽量把气吹出就可以。不要过于勉强，患者要根据自己的身体状况量力而行。

【沈老专家温馨提示】

吹气球训练不适宜以下患者：

◇原有慢性肺气肿、肺大泡的患者，用力呼气的时候，会引起小气道受压闭合，加重病情，甚至形成自发性气胸。

◇一侧全肺切除或心肺功能较差者，吹气球训练时可能导致纵隔摆动或心肺功能紊乱。

第十章　网传那些护肺说法是否可信

"贴秋膘"能补肺？

李大爷身体不太好，有高血压、冠心病和糖尿病，去年还确诊了慢性阻塞性肺炎。为了促进身体健康，李大爷渐渐变成了一个养生爱好者，对各种养生方法唯命是从。秋天来了，"贴秋膘"的季节到了，李大爷想着自己身体不好，抵抗力差，更应该吃好点，补补肺，于是天天大鱼大肉。结果这一"贴"把自己"贴"成了急性心肌梗死。

俗话说："夏天过后，无病三分虚。"中医认为，肺与秋季相通应，秋天燥邪易伤肺，而肺为"娇脏"，不耐寒热。所以，秋季要养生，养肺护肺是关键。现代医学也认为呼吸系统直接与外界相通，秋季由于早晚比较凉，温差较大，干冷的空气容易侵害和损伤黏膜引起各种呼吸道疾病。如果秋燥伤到了肺，那么冬季来临的时候，就容易出现肺系疾病。所以，秋季养肺是有道理的。"贴秋膘"是我国的一种传统习俗，也是秋天养肺的一种方法。在立秋这天，人们习惯用吃炖肉的方法，把夏天身上掉的"膘"给补回来，就是"贴秋膘"。所谓"膘"，其实是指皮肤和肌肉之间的那层皮下脂肪，其实就是"肥肉"。以前的人热衷于

"贴秋膘"，一方面是因为夏季天气炎热，暑湿偏盛，大家胃口不好，食欲不佳，而入秋以后气温凉爽，胃口自然就变好了；另一方面，古时候大部分人都是体力劳动者，夏季温度非常高，经常热到汗流浃背，能量消耗特别大，不少人在夏季都会消瘦。再加上生活水平低下，平时能吃到大鱼大肉的机会也少。所以，到了立秋这天就要多吃肉，补充蛋白质和脂肪。以前"贴秋膘"不仅是为了补充夏天消耗掉的能量，也是为了储存足够的脂肪度过寒冷的冬天。由此可知，"贴秋膘"其实更适合于物资匮乏的年代。现如今人们的生活水平已经得到了很大提升，如果一年四季饮食规律、营养充足，那就不需要特意在这个时候"贴秋膘"，也没必要吃那么多鱼肉等高蛋白食物。

现代人普遍营养过剩，盲目"贴秋膘"不但起不到养肺的作用，还可能引发各种疾病。

◇引发消化道疾病：夏天温度高、湿度大，易引起肠胃不适，因此有"暑湿困脾"之说。一入秋就大量进补肉食会加重肠胃负担，再加上油腻食物本就不好消化，易致消化功能紊乱，出现腹泻、胃胀等症状。

◇引发心脑血管疾病：短时间内大量进食高盐、高脂、高糖的食物，可能导致低密度脂蛋白胆固醇升高，大量的脂肪在血管内堆积极易引起血管堵塞，诱发心脑血管疾病，如冠心病、心绞痛等。

前面我们说到，秋天是补肺的好时节，既然"贴秋膘"已经不适用于现代人，那么秋天该如何补肺呢？

◇早睡早起：《黄帝内经》说："秋三月，此谓容平。天气以急，地气以明。早卧早起，与鸡俱兴，使志安宁，以缓秋刑，收敛神气，使秋气平，无外其志，使肺气清，此就气之应，养收之道也。逆之则伤肺，冬为飧泄，奉藏者少"。所以，秋季养生要顺应自然界敛藏之势，收藏阴气，使精气内聚，以滋养五脏，应防止劳伤太过，以免阴气外泄。早睡可顺应阳气收敛，早起可使肺气得以舒展。

◇饮食调养：多吃清肺润肺、滋阴润燥的食物，如梨、百合、白萝卜、白菜、银耳、莲子、荸荠、鸭肉等。同时也要注意健脾开胃，多喝白开水，多吃易消化的食物，比如稀粥、菜汤、牛奶、水果汁、豆浆等。保持饮食营养均衡，多吃新鲜水果、蔬菜。辛辣、过咸、煎炸食物易耗伤肺阴，可能增加气道反应性，从而诱发或加重哮喘的发作，应避免过量食用。

◇戒烟：在之前的章节中已经反复强调过，吸烟能使支气管上皮受损，纤毛脱落，导致肺的防御功能降低，加重呼吸道感染，诱发急性发作。所以，必须戒烟！

◇补阳养阴：中医非常重视阴阳的平衡，秋冬季预防肺系疾病重在调和阴阳。《黄帝内经》说："阳气者，若天与日，失其所，则折寿而不彰，故天运当以日光明，是故阳因而上，卫外者也。"人体阳气有抵御外邪的重要作用。秋冬季气温较低，易伤人体阳气。冬至时阴气已达到极盛，阳气开始萌芽。顺应这一趋势，秋冬季应适当补养阳气。阳虚体质者，即容易有畏寒肢冷、痰涎清稀、面色㿠白等症状的人，可以适当吃一些羊肉、韭菜、枸杞子、大枣、桂圆等温性食物以补阳。舌头很红，没舌苔的人大多阴虚，那么就可以多吃甘蔗、梨、玉竹、阿胶等养阴的食物。

燥为秋季的主气，称为"秋燥"。立秋以后，许多人嗓子疼痛，不停地咳嗽，以为是感冒了，吃了感冒药却不见好。其实，这个时候发生的咽喉肿痛、咳嗽等症状，并不一定是感冒造成的，很有可能是秋燥在作怪。下面给大家推荐几种滋阴润肺的药膳。

◇桃子银耳羹

材料：桃子 1 个，银耳适量。

做法：银耳用水浸泡 3 小时，洗净后撕成小朵，桃子去皮切块；锅内放适量水，下入银耳和冰糖，大火烧开后撇去表面杂质，转小火煮 1 小时；小火煮 1 小时后下入桃子块再煮 10 分钟即可。

功效：银耳性平味甘，入肺、胃、肾三经，有"菌中之冠"的美称。从中医的角度来说，银耳有生津润肺、滋阴养胃、化痰清肠等功效，是一种滋补佳品。孙思邈《千金翼方》说："蜜桃，肺之果，肺病宜食之。"桃子水分充足，并且富含维生素、矿物质等营养素，可养阴生津、补气润肺。桃子与银耳同炖，有健脾润肺、补益气血的功效。

◇川贝母炖雪梨

材料：雪梨 1 个，川贝母 5 ~ 6 粒，冰糖适量。

做法：取雪梨一个，洗净，横断切开，去核后放入川贝母，然后将其并拢，用牙签固定，放入碗中，加冰糖 20 克，放水适量，隔水炖煮 30 分钟即可，吃梨喝汤。每天 1 次，连服3 ~ 5 天。

功效：川贝母炖雪梨一般适用于外邪已经基本消失，但仍然遗留肺燥咳嗽或者咳久引起内伤阴虚燥热咳嗽。川贝母有润肺除燥以及止咳的作用；雪梨具有清肺，止咳化痰的效果。所以，经常食用川贝母炖雪梨，对于改善肺燥咳嗽有不错的效果，尤其适合在秋冬季节，天气比较干燥的时候食用。

【沈老专家温馨提示】

梨和川贝母都是凉性的，只适合肺燥和肺中有热邪的人食用。如果你是属于风寒咳嗽，有怕冷怕风、鼻塞流涕、咳稀白痰等症状，再吃川贝母炖雪梨，那就是寒上加寒、雪上加霜了。

"以肺补肺"是曲解？

老廖是一个装修工人，因为工作的特殊性，经常"吃灰"。时间一长，肺就不太好了，老是咳嗽。他来找我看病，我给他开了点药，走之前问我，平时饮食需要注意些什么？我说，中医有一句话叫"以形补形"，肺不好就多吃点猪肺补补。可是没过多久，我去肾病科会诊的时候，发现老廖在那里住院。我问他是怎么回事？原来老廖有肾结石，他听我说"以形可以补形"，就想着自己肾也不好，需要多吃点猪肾补补肾。结果这一来二去，把自己补出了高尿酸，更加剧了对肾的损伤。"以形补形"还是要因食而异，因人而异，并不是一概而论。某些食物确实存在一定益处，但最终对人体是否有功效，不仅仅要看食物的形状，更要看食物的成分及患者自身的情况。

猪肺味甘，性平，入肺经；有补虚、止咳、止血之功效，主要用于虚弱、小便频数、小儿消化不良等，还可以清肺润肺，对支气管炎有一定的辅助治疗作用。《本草纲目》说：猪肺疗肺虚咳嗽、嗽血。《随息居饮食谱》也曾说：猪肺治肺痿咳血、上消诸症。由此可知，对肺虚的人来说，"以肺补肺"是没问题的。现代医学也表明，猪肺含有大量人体所必需的营养成分，包括蛋白质、脂肪、钙、磷、铁、烟酸、维生素以及铁等。其中猪肺里的铁元素是一种非常容易吸收的亚铁形式存在，因此适当吃猪肺还可以预防和纠正缺铁性贫血。下面给大家推荐 3 款猪肺药膳。

◇南杏萝卜炖猪肺

材料：猪肺 250 克，南杏仁 4 克，白萝卜 100 克，花菇 50 克，生姜 2 片，盐 5 克，上汤适量。

做法：先将猪肺反复冲洗干净，切成大件；南杏仁、花菇浸透洗净；白萝卜洗净，带皮切成中块。再把猪肺、南杏仁、花菇、白萝卜块、姜片连同上汤倒进炖盅，盖上盅盖，隔水炖煮，先用大火炖 30 分钟，再用中火炖 50 分钟，后用小火炖 1 小时。炖好后，加盐调味即可。

功效：本药膳具有清热化痰、止咳平喘的作用，适合因为肺热引起咳嗽咳痰的人食用。

◇菜干杏仁柿花猪肺汤

材料：白菜干 150 克，南杏仁 15 克，柿饼 2 个，无花果 6 个，猪肺 1 副，猪瘦肉 250 克。

做法：先将猪肺清洗干净，切块，放进锅中爆炒干水，炒时撒点白酒，以去其腥臊味；猪瘦肉洗净，切厚块；柿饼洗净，每个切成 4 块；白菜干洗净，切小段，用温水浸泡 2 小时。然后，连同洗净的无花果一起置于砂锅内，加入清水 3000 毫升、白酒少许，用武火煮沸后改用文火熬 2 小时，精盐调味，即可。

功效：本方可健脾益气、养胃生津、润肺止咳、滋阴润燥，适宜多数人食用，尤其适合脾肺虚弱，气阴不足，或燥邪伤肺的人。

◇白茅根雪梨猪肺汤

材料：鲜白茅根 200 克，雪梨 4 个，猪肺 1 副，猪瘦肉 500 克，陈皮 5 克。

做法：将猪肺洗净，放入开水中煮 5 分钟；雪梨切块，白茅根切段；陈皮用水浸软。用料一齐放入汤煲，先武火煲滚后，改用文火煲 2 小时即可。

功效：本方具有清热生津、化痰止咳功效，尤适用于秋季身体燥热、流鼻血、咳嗽者服。

"以肺补肺"其实是对"以形补形"概念的延伸，早在 2000 年前的《黄帝内经》里面就已经有对"以形补形"的记载，是劳动人民千百年来总结出的食疗方法。很多人都把它理解为吃什么补什么，这种理解方式虽然有一定道理，但并不完全正确。在中医理念中，"以形补形"更准确地说是一种治病的思维方法，是辩证的、客观的、全面的，而不是不加分析地滥用的，更不是天马行空般的臆想。举个例子，有一味中药叫作灶心土，可以治疗虚寒吐血、呕吐反胃、脾虚久泻等消化系统的相关问题，这在中医上就属于"以形补形"。不了解阴阳五行的人难以理解，为什么用灶心土治病属于"以形补形"，莫非我们身体上有土位吗？这其实是因为在中医理论中，五脏六腑有各自的五行属性，脾胃居中焦，属于五行中的土。所以，灶心土可以治疗脾胃病症，这是以形补形、取类比象的一种。

那对于"以形补形"在日常生活中的应用，总有人能瞎猫碰上死耗子，撞对了。比如说，核桃仁的形状跟人类的大脑类似，所以中医认为吃核桃能补脑。现在医学也已经证明核桃仁中含有大量的营养物质，比如改善血管弹性，促进神经细胞活力的不饱和脂肪酸，有助于婴幼儿大脑与视网膜发育的亚麻酸，以及防止脑细胞衰退的磷脂，非常适合孩子和经常用脑的成人食用。但也总有人撞错，就比如"以肾补肾"就不太合适有肾脏疾病的患者。因为猪肾虽然富含蛋白质、胆固醇、维生素以及微量元素等营养成分，但里面的嘌呤、胆固醇、脂肪含量也高，大量进食会给肾脏造成负担。肾功能不全的人，盲目吃腰子补肾会适得其反。此外，喝骨头汤补钙的说法一直广泛流传。许多人认为骨头富含钙元素，骨头煲成的汤也自然富含钙。因此骨折、骨质疏松等有骨关节问题的人经常期望通过喝骨头汤来促进自己骨头的恢复。但事实并非如此，骨头汤中的钙含量非常低，估计每天要喝上 300 ~ 400 碗的骨头汤才能达到补钙的效果。

综上所述，"以形补形"并非万能套路，只能用作日常养生食疗的参考之一，需要结合自身的实际情况食用。"以肾补肾""以肝补肝"等就不适用高血脂、高血压、高尿酸的患者，因为动物内脏胆固醇、嘌呤、热量都比较高，盲目进食，反而会加重病情。总之，"以形补形"是中医治病的一种思维方法，并不是简单的吃啥补啥。大家在应用"以形补形"的时候，切忌过度食用，尤其是有慢性病病或者基础病的朋友，应结合主治医生的建议进行饮食规划。

【沈老专家温馨提示】

白茅根又称茅根、茹根，属禾本科植物白茅的根茎。在春秋两季采挖，晒干，切断，能用作凉血止血的中药，此外还具有清热利尿、抗菌的作用。主要用来辅助吐血、尿血，还有清除水肿、黄疸以及小便不利，胃热造成的呕吐、咳嗽等。在炎热的夏季，许多人都喜欢用白茅根煲汤或者煮凉茶。广东人最爱将白茅根入汤，煲成"竹蔗茅根水"饮用，不仅好喝，而且适宜各个年龄段的人群。但需要注意的是，白茅根虽可"灭火"，但其性寒，体质虚弱、脾胃虚寒、便溏者慎用。

枇杷膏真能保护喉咙吗？

我有一个老患者喉咙比较敏感，尤其到了秋冬季节，干燥的空气和多变的气温让咽喉变得更加脆弱，容易出现咽干、口干、咳嗽等症状。众所周知，枇杷膏是清肺润燥、止咳化痰的良药，喉咙不舒服的时候吃上一口，便可极大缓解不适。我让他家中常备一瓶枇杷膏，嗓子干哑、咳嗽的时候，就适当吃一点。前段时间，这个患者跑到门诊来问我，为什么他自己照着网上做的枇杷膏，吃了没效果？而且医院开的枇杷膏，有时候吃了咳嗽就好了，有时候吃咳嗽不但没好，反而加重了？

我相信这两个问题不单单是这位老患者的疑问，也是广大读者想知道的。在这里我就跟大家好好说道说道枇杷膏。

枇杷膏虽然以枇杷命名，但真正起作用的并不是枇杷果，而是枇杷叶。《本草纲目》说："枇杷叶，治肺胃之病，大都取其下气之功耳。气下则火降痰顺，而逆者不逆，呕者不呕，渴者不渴，咳者不咳矣。"中医认为枇杷叶归肺、胃经，具有清肺止咳，降逆止呕等功效。现代医学也已经证明枇杷叶具有抗感染、降血糖、降血脂、保肝利胆、调节机体免疫功能、镇咳祛痰平喘等作用。中成药里的"枇杷"制剂，也通常都是以叶入药，大家所熟知的枇杷露、枇杷冲剂就是以枇杷叶为主要原料制成的。所以，大家照着网上的方法熬出来的"枇杷膏"，只是普通的枇杷果酱，而不是可以止咳化痰的枇杷膏。除了枇杷叶，枇杷膏的成分主要还包括南沙参、蜂蜜、法半夏等，不仅可以治疗咳嗽，还可以滋润受伤的咽喉以及呼吸道，缓解喉咙干痒和声音嘶哑的症状。但枇杷膏并不是咳嗽的"万灵丹药"，它主要用于治疗由肺热、慢性支气管炎、慢性咽喉炎引起的咳嗽，主要症状表现为干咳且痰多，偏向于黄痰或黄黏痰，同时还有口干、咽喉痛等症状。但以下两种咳嗽，枇杷膏就不适用了。

◇寒咳：春、冬季节常见，多半由身体受寒引起的咳嗽，咳出来的痰白稀，喉咙干痒，伴随着流清鼻涕等。

◇流感：由流感病毒引起的一种急性呼吸道疾病。春、冬季节会比较常见。常见表现为发高热，浑身乏力，咳嗽多为干咳、有少量白痰等。

这两种咳嗽，如果不小心用错了枇杷膏，不仅毫无疗效，还会导致病情"雪上加霜"。前面我那个老患者说，有时候吃枇杷膏有用，有时候吃枇杷膏没用，其实就是没辨证清楚到底是"寒咳"，还是"热咳"。误打误撞，撞到了那就有效果，没撞对，那就会加重病情。除了辨证寒热，在服用枇杷膏的时候还需要注意：

◇用药期间要拒绝辛辣、生冷和油腻的食物。最好不要同时服用滋补性中药，比如人参、山药和当归。

◇糖尿病患者禁止服用，因为枇杷膏中含有蜂蜜、麦芽糖和糖浆等糖类物质，容易引起血糖波动。

◇如枇杷膏成分说明中含有川贝母，那就不能与乌头类中药同服，会导致药性相克。

如果服用一周后症状还没有改善，或服用期间症状持续加重，要及时去医院就诊。

"枇杷能润五脏，滋心肺，枇杷的全身都是宝。不仅仅是枇杷叶，枇杷从茎到叶，再到果实浑身都是宝。

◇枇杷果：现代研究证实枇杷果富含维生素，能保护视力、滋润皮肤、促进发育等，是一种营养丰富的保健水果。但是它的性味寒凉，多食易助湿生痰，脾虚腹泻者不宜食用。因为含糖量较高，糖尿病患者也最好别吃。

◇枇杷花：枇杷花不仅富含硒、锌、镁、钙、铁等矿物质，还含有类黄酮、类胡萝卜素、酚酸类及氨基酸等生物活性成分。《本草纲目》中记载枇杷花具有"止渴下气、利肺、止吐逆、去上焦热、润五脏"及"治头风、鼻涕清涕"等功效。现代研究表明，枇杷花具有止咳、化痰、抑菌、抗炎、保肝、抗肿瘤等药理学活性。在我国福建、浙江、上海、广东等地区，喜欢将枇杷花以泡饮、煲汤、熬粥及炖菜等方式食用。

◇枇杷核：枇杷核是枇杷果的果仁，晒干后可入药。中医古籍记载枇杷核"治疝气，消水肿，利骨节，治瘰疬"，具有化痰止咳、疏肝行气、利水消肿的功效，常用于治疗咳嗽痰多、瘰疬、疝气、水肿、关节不利等疾病。

总而言之，枇杷浑身上下都是宝，下面给大家推荐 3 种以枇杷为主的药膳，大家可以根据自己的实际情况选用。

◇枇杷核甘草橘皮汤

材料：枇杷核 15 克，甘草 6 克，橘皮 6 克。

做法：三物一起加水煮沸，代茶饮。

功效：甘草和中化痰，橘皮化痰祛湿，枇杷核化痰利水，对于肺经有湿热而咳痰者有很好的缓解功用。

◇枇杷百耳羹

材料：鲜枇杷 80 克，百合 20 克，银耳 1 朵，冰糖适量。

做法：将枇杷洗净去皮，切成小粒；银耳用凉水泡开，撕成小片。在锅中加入适量的清水煮开，放入百合、银耳和冰糖用文火煨 40 分钟，加入枇杷再煨 15 分钟即可。

功效：滋阴润肺、清心安神、止咳化痰。

◇杏梨枇杷露

原料：苦杏仁 10 克，炙枇杷叶 10 克，大鸭梨 1 个。

做法：将杏仁去皮、打碎，炙枇杷叶装入纱布袋内，鸭梨去皮、核，切成小块，将杏仁、大鸭梨与炙枇杷叶文火同煮，梨熟透即可饮汤、吃梨。

功效：止咳化痰，适用于热咳痰多。

【沈老专家温馨提示】

枇杷核里面含有微量的氰苷，如果枇杷核被嚼碎，氰苷在唾液的作用下，会形成氢氰酸，身体吸收一定量的氢氰酸后，会出现恶心、呕吐、腹泻等不适症状，甚至出现喉头水肿、呼吸困难等呼吸系统症状，或者休克、抽搐等神经系统症状，十分危险。大人一般不会无缘无故地去嚼枇杷核，最怕的是小孩子觉得嚼着好玩，把自己给嚼中毒了。所以，家长应尽量把核去掉再给孩子食用果肉。

第十一章　肺结节，中医怎么看

结节从何而来

　　张小姐参加单位组织的年度体检，查出来一个肺结节。她问了周围的同事，发现有结节的人可真不少。张小姐很纳闷啊，她平时不吸烟，不喝酒，每周起码锻炼 3 次以上，平时作息规律，生活习惯也良好，好端端的怎么就得肺结节了呢？她百思不得其解，实在想不明白这肺结节是怎么来的？我在跟张小姐交谈过程中，发现她性格比较悲观，爱胡思乱想，脉也是偏弦细的。她虽然生活作息良好，但中医有一句话叫"思则气结"，长期忧愁也是可能引起肺结节。

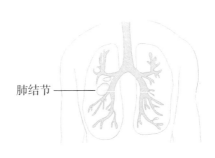

肺结节 ——

肺结节是指肺内直径小于或等于 3 cm 的非正常组织，可以是圆形的，也可以是不规则形状的。假如用一团蓬松的棉花来比喻我们的肺部组织的话，那么可以将肺结节看成一部分棉花攒在一起形成的一个硬"疙瘩"。这个不合群的"疙瘩"是怎么来的呢？

◇炎症性改变：肺组织被细菌、真菌等病原微生物感染刺激，发生炎症反应以后，一般呈现斑片状的高密度影。经过自身免疫系统的抵抗或者相关的治疗后，病原微生物被消灭了，炎症反应被清除了，但肺部可能遗留炎性肉芽肿、疤痕、淋巴结增生，这些就表现为肺结节。有人去年体检的时候，肺部还很健康，今年体检就发现肺部有结节，在这期间肺部也没有出现任何的不舒服，那怎么会得肺结节呢？当外来细菌、病毒入侵肺部以后，我们身体的免疫系统就会启动并跟这些有害物质"战斗"。有些时候，特别是对于抵抗力强的年轻人来说，细菌、病毒还没来得及引起人体的相关症状，就已经被消灭了。虽然没有外在症状表现，但对肺组织的伤害已经造成了，也是有可能遗留下肉芽肿、疤痕等结节表现的。

◇环境污染：肺呼吸的主要场所，与外界直接相通，也最容易受到来自外部的伤害。空气中的灰尘或者小颗粒如果被吸入到肺内，沉积在肺泡表面，然后被免疫细胞吞噬和包裹，久而久之就形成了结节。

• 有些地区环境污染严重，容易出现雾霾天气，空气中的PM2.5 含量严重超出正常的含量，我们的肺是不能完全过滤这些灰尘和颗粒的，这些物质在肺内沉积，就可能形成肺结节。

　　• 厨房油烟中含有一种被称为苯并芘的致癌物，在进入人体的呼吸道之后，会对支气管和肺组织造成刺激，引起炎症反应和异常增生。

　　• 香烟烟雾含有一氧化碳、尼古丁、焦油等有害物质，肺部长期受烟雾刺激，也容易增生。

　　此外，肺结节的形成还与职业因素有关，长期在粉尘环境下工作，或经常处于石棉或者氯乙烯工作环境中的人容易引起肺部结节。

　　◇肿瘤性改变：有一部分肺结节其实是肺部肿瘤。肿瘤有良性的肿瘤，也有恶性的肿瘤。良性的肿瘤，最常见的就是错构瘤、血管瘤等，而恶性的肿瘤最常见的就是肺癌。

　　肺结节有良性、恶性之分，大多数肺结节是良性的。有少部分肺结节是恶性的，肺癌的可能性大。所以发现肺结节的时候，建议及时请医生进一步评估恶性肿瘤的可能性，才是最重要的。

　　中医认为肺结节的形成，多是由于正气亏虚或气机瘀滞，阻滞了气血经络的运行，淤积在局部，导致脏腑功能失调，产生了"痰""瘀"。正气亏虚，"痰"和"瘀"未能及时得到排出，反过来又加重了经络的阻塞，从而形成了结节。《儒门事亲·五积六聚治同郁断》说，"积之成也，或因暴、怒、喜、悲、思、恐之气。"由此可见，人的情绪与肺结节的发生关系密切。现代人工作、学习压力大，得肺结节的概率也大。就比如说张小姐平时生活习惯良好，但情绪不佳，时间长了也是有可能引起肺结节的。

中医有五色对应五脏之说，而肺脏对应的就是白色。因此，我们认为白色的食物可以养肺。比如梨、甘蔗、荸荠、柚子等水果都具有清热、生津、利尿、解毒的作用，对于肺结节有一定防治作用。薏苡仁、山药、茯苓、百合、莲藕、芡实、莲子、海底椰、无花果、罗汉果等均属于白色食物，具有滋阴润燥、健脾化痰的作用，对于肺结节也有不错的效果，既可以食疗也可以药用。在煲汤时，加入川贝母、沙参、麦冬、玉竹、猫爪草等润肺养阴，化痰散结，也能起到一定防治肺结节的作用。

◇党参玉牛猪肉汤

猪瘦肉 100 ～ 150 克，党参 15 ～ 30 克，玉竹 15 ～ 30 克，牛大力 15 ～ 30 克 0 以上均洗净切片，然后将所有食材放一起煮，煮熟之后，再加食盐调味。本方有健脾益气、润肺止咳之功。适用于肺结节，伴有咽干易咳、心烦口渴、肺燥干咳、虚咳或长期用嗓者。

◇五白饮

银耳 6 克，北沙参 10 克，玉竹 10 克，百合 10 克，冰糖适量。水煎服。本方有养阴润肺、止咳化痰之功，可用于肺结节阴虚肺燥者，主要症状表现有干咳痰少、痰中带血、咯血等。

◇猫爪草煲猪肺汤

猫爪草 30 克洗净备用；再将猪肺切成片状，用手挤去猪肺气管中的泡沫，放入半匙细盐，搓匀，淘洗干净，加入适量清水，煮熟之后，再和油、盐调味，喝汤吃肉。本方有清肺散结之功效，适用于肺结节无症状者。

【沈老专家温馨提示】

　　猫爪草有化痰散结、解毒消肿的作用，可以用于肺结节、甲状腺结节、乳腺增生等组织增生性疾病，也是一种可用于食疗的中药材，常用来煲汤。猫爪草性质温和，食用禁忌不多，只要不一次性大量食用，一般不会对身体产生不良影响。但是猫爪草对肠胃有一定刺激性，肠胃功能不全的人在食用时要多加注意。

结节上长了个"小尾巴"

大家有没有发现这样一个现象：身边查出肺结节的人越来越多。以前肺部 CT 只能查出比较大的结节，而现在随着高分辨 CT 的广泛使用和人工智能结节筛查的使用，已经可以查出肺里 2 毫米以内的微小结节。所以说，之前没有查出肺结节，可能是医学技术水平的限制，并不代表真的没有肺结节。前段时间，谢阿姨去体检的时候，就做了个高分辨的肺部 CT，体检医生说她肺上有一个长了"小尾巴"的结节。听到医生这样说，谢阿姨就上网查，结果越查越慌，网上都说长"尾巴"的结节是恶性的，是肺癌。谢阿姨很害怕呀，就跑来问我该怎么办？

医生说的"小尾巴"，在我们专业术语上称为"毛刺"，一般有四种可能性。第一，肺结节本身的形状就是不规则的，所以带了一个类似"小尾巴"的形状。这种情况的肺结节一般是良性的。第二，肺结节旁边有一根血管供应，在片子上看就呈现为肺结节后面跟着一个"小尾巴"的影像。第三，肺结节比较大，同时形成了淋巴管炎，也会形成一个类似"小尾巴"的影像。第四，如果该肺结节长在胸膜表面，对我们胸膜有牵拉，也会造成肺结节上长"小尾巴"的情况。如果肺结节上的"小尾巴"是后面三种情况引起的，那是肺癌的可能性大。那结节上没有长"小尾巴"，是不是就说明是良性的？当然不是，没有"尾巴"的结节也有可能是恶性的。总之，对于结节上的"尾巴"不能一概而论，需要结合患者实际情况，综合判定结节长"尾巴"到底有没有问题。

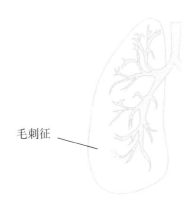

毛刺征

　　肺结节直径越大，恶性的可能性就越高。直径 5 毫米以下的肺小结节 90% ~ 95% 都是良性的，是由肺内炎症吸收形成的小结节，大多是炎性肉芽肿或者小淋巴结。但我们也不能光看大小，还得看结节的形态。良性肿瘤和恶性肿瘤最明显的区别就是良性肿瘤表面有包膜，所以它的形态比较规则，和组织的周围边界清晰。而恶性结节普遍长得比较嚣张，比如边缘有大量的分叶、小毛刺、胸膜凹陷等，就可能不是单纯的结节，而是肺部肿瘤的表现。这样的结节即便直径比较小，也应当警惕恶变的可能性。

　　肺结节很多人都有，且大部分都是良性的，不会发生恶变，大家不需要过度担心。但以下人群如果查出肺结节，发生恶性可能性比较大，一定要定期随访。

◇长期吸烟或被动吸烟，通常指吸烟超过 20 年、每天吸烟超过 20 支，尤其是 20 岁以前就开始吸烟的人群，或者包括曾经吸烟，戒烟时间不足 15 年。

◇环境或高危职业暴露史（厨房，煤矿工，接触石棉、铍、铀、氡等）。

◇既往有慢阻肺、肺纤维化或肺结核病史。

◇有肺癌家族史或既往罹患恶性肿瘤。

◇长期精神压力大或情志不舒的人，会导致机体的免疫功能长期处于低水平状态，也有可能成为恶性结节形成的一个因素。

上述高危人群的随访周期是不一定的，需要根据结节直径、密度、边缘、多少而定。有些人只需要 3 个月复查一次，有些人 1 年复查一次就可以了。如果随访过程，结节大小、形态、密度发生了改变，一定要引起重视，及时找专业医生就诊评估，必要时进行手术干预。

中医认为气血津液是人体的基础物质。气为无形，血和津液为有形，无形之气驱动有形之津血。很多压力大、爱生气的人，老觉得身体不舒服，各种检查都做了，就是查不出来问题，这其实就属于无形之气失调的阶段。当血和津液在局部停滞，形成瘀和痰，这就慢慢从无形到有形了。瘀和痰越积越多，从一盘散沙聚成两团邪气，一旦碰面，痰瘀互结，像滚雪球一样越滚越大，就形成了可见的结节。中医认为，七情与五脏相对应，"怒伤肝，悲胜怒；喜伤心，恐胜喜；思伤脾，怒胜思；忧伤肺，喜胜忧；恐伤肾，思胜恐"。如果情绪抑郁，压力山大，可以多听欢乐的歌曲、看喜剧等。

菊花口感相对比较甘润，稍微带有清苦之味，药效偏于微寒，早在《神农本草经》之中便已经有了关于菊花的记载，书中说到菊花入药，"久服利血气，轻身，耐老"，乃是诸药之中的上品。从现代医学来看，菊花含挥发油、菊苷、腺嘌呤等成分，有抵抗病原微生物、镇静解热抗炎、增强毛细血管抵抗力等作用。用菊花泡水喝具有疏散风热、平抑肝阳、清肝明目、清热解毒等作用，适合肺结节患者饮用。

民间有句话："菊花二朵一撮茶，清心明目有寿加。"菊花泡茶，香气清新，清热降火，若佐以其他食材，更能起到不同的养生作用。

◇菊花＋胖大海：胖大海清热润肺，利咽开音，润肠通便。菊花＋胖大海泡茶，对慢性咽炎引起的异物感有更强的效果，对声音嘶哑也有一定的作用。

◇菊花＋枸杞子：中医认为肝藏血，肝脏不好的话眼睛得不到滋养，就容易感到眼干、眼疲劳。菊花和枸杞子都入肝经，菊花清肝明目、缓解眼疲劳；枸杞子养肝明目，并且富含能使眼睛健康、明亮的胡萝卜素等必需营养素。将两者一起泡水，适合长期用眼过度的人群服用。

◇菊花＋山楂：山楂能够健脾开胃、消食化滞，具有降血脂、血压、强心和抗心律不齐等功效，与菊花配伍，有助于消脂降压，肥胖症或者高血压的患者可以多饮用。

【沈老专家温馨提示】

◇脾胃虚弱的人不适合喝菊花茶，这类人消化功能比较弱，喝菊花茶容易刺激肠胃，引起腹痛、腹泻等胃肠道症状。

◇大家可能觉得老人喝菊花茶可以降血压，但老人消化功能减退、脾胃较为虚弱，喝菊花茶有引起肠胃疾病的可能性，老人需慎重。儿童处在生长发育的高峰期，阳气正当时，喝菊花茶有削减阳气之效，最好不要饮用。

发现肺结节就得一切了之？

大部分肺结节患者没有明显的表现，但也有一部分人会出现咳嗽咳痰的症状。2021年的时候，我接诊了一个83岁的患者，干咳三四年了，做肺部CT查出肺结节5毫米，患者和家属怕结节癌变，想直接手术切掉，但患者年纪比较大了，手术风险高，而且这个结节也没有大到一定要手术切除的地步，再加上也没有吸烟、家族史等高危因素，所以主治医师不建议动手术。但患者老是咳，也不是个办法呀。在朋友的介绍下，就找到我看病。这个患者干咳明显，舌红少苔，脉细数，明显为肺阴虚之像。中医治疗当以滋阴清肺、化痰止咳为法，于是我给他开了清肺汤合沙参麦冬汤加减。一个疗程后，患者基本不咳了，为了巩固疗效，继续服用中药，等到半年以后复查的时候，发现结节已经由5毫米缩小到了3.5毫米。

目前，我国肺结节的人群高达20%，但好在体检发现的肺结节90%以上都是良性的。面对肺结节，患者大多抱有两种心态，一种是认为肺结节无害，完全不用管；另一种是过于恐慌，认为肺结节既然有癌变风险，不如早切早放心。手术本身就有发生并发症的风险，对正常组织以及肺功能也会造成一定创伤。因此，一般在有明确手术指征的时候，才考虑进行手术，而不是发现一个结节就马上手术。盲目手术并不会增加患者的生存率。

◇直径1～3毫米的肺结节发生癌变的概率微乎其微，一般不考虑手术，每年复查1次即可。

◇直径4～6毫米的肺结节，如果是实性结节，多半不需要手术，定期观察即可。但如果是磨玻璃结节，也可以不用急于手术，建议先定期观察3个月到半年，或者1年复查一次。当它们有变化时，再手术也不晚。当然，如果磨玻璃结节形态典型，位置较浅，也可以积极手术。

◇直径为7～10毫米的肺结节，如果是典型的磨玻璃或混合磨玻璃影，基本都需手术治疗。不过如果是初次发现，也可以观察1～3个月，或给予一定的药物治疗，没有消失再手术。吃药观察期间，不会耽误病情。如为实性结节，则可以长期观察，一旦有变化及时手术。

◇直径10～30毫米的肺结节，理论上无论是否良性、恶性，都应该手术。但从影像学表现，若是典型良性，比如钙化等，就不必切除了。凡是手术前不能明确良性、恶性的结节，均应考虑手术。

有的肺结节需要积极手术，有的需要保守治疗。手术方式也会根据结节的位置、形态、动态变化，以及患者个人情况而有所不同，这些比较复杂的情况需要综合考虑。而具体多久复查一次，除了要看结节的大小和质地，还需要看有无吸烟史、家族史等病史，这需要专业医生的专业判断。所以，面对肺部结节，我们既不必过度恐慌，又要高度重视。绝大部分患者都不是一刀割之，而应进行科学的随访管理，以便鉴别其良性、恶性，及时采取医学干预。

但不怕一万就怕万一，肺部结节毕竟存在一定恶性病变概率，所以在定期随访的同时，也要注意饮食，减少结节恶变的概率。

◇少吃烧烤类食物：烧烤类食物可能会导致结节性质变化。所以，发现肺结节病灶的人群，还是尽量避免食用这类食物。

◇少吃腌制类食物：比如咸菜、腊肉、火腿、皮蛋等腌制品中亚硝酸盐含量普遍较高，大量食用后会在人体内产生亚硝胺，可刺激肺结节而出现增生，甚至出现变异。

◇少吃油炸类食物：不少人平时可能对一些油炸类的食物没什么抵抗力，尤其是炸鸡、油条。这样的食物虽然好吃，但却不适合患有结节的人吃。肺结节患者本来肺部功能就不好，这些食物里面油脂太多，而且经过油炸之后，还会产生很多的致癌物，对肺部的恢复不利。

正常人的双肺约有 3 亿个肺泡，空气中的烟、雾、细菌、病毒等通过鼻腔、气管最终到达肺泡。面对这些外来异物，身体会作出反应，其中肺作为人体最大的免疫器官，肺里的白细胞、巨噬细胞等免疫细胞跟有害物质"打架"，这也属于炎症反应。在战斗过程中产生的瘢痕，就形成了肺结节。减轻身体的炎症反应，有助于加强免疫细胞的功能，减少结节的产生。金枪鱼、三文鱼、沙丁鱼、橄榄油、坚果等富含 $\omega-3$ 脂肪酸，有助于降低体内炎症因子水平，还能抑制胆固醇沉积，从而预防心脑血管疾病、糖尿病发生，可降低患哮喘和关节炎的风险。多吃深色的蔬菜、水果，它们往往含有更多植物色素，具有较好的抗炎效果。金银花、蒲公英、苦菜含有黄酮类、多酚类化合物，具有很强的抗炎效果。补充益生菌，在维护肠屏障完整的同时，也降低了全身的炎症水平。

【沈老专家温馨提示】

炎症反应是机体对微生物感染、组织损伤等刺激在高水平上进化的保护策略。通常情况下，炎症是有益的，是人体的一种防御反应。但过度炎症反应对人体自身组织的攻击是有害的，是一些疾病发病的病理基础，例如各类结节、关节炎、动脉粥样硬化、心脏疾病、皮炎、胰岛素抵抗、自身免疫疾病等。有研究发现，机体衰老也与非感染性的慢性炎症反应密切相关。因此，多进食抗炎食物对健康有益。

勿让"结节"成"心结"

前几天我的门诊来了一个年轻的女士，姓黄，她说她半年前单位体检的时候，查出了一个 3 毫米的肺结节。不做手术切掉吧，怕它癌变。做手术切掉吧，她怕手术创伤大，而且女生都爱美，身上有疤痕不好看。因此，陷入了无限的纠结之中，每天都闷闷不乐，郁郁寡欢，短短几个月的时间就瘦了七八斤。黄女士之前身体素质都很好的，不怎么生病，现在动不动就感冒，觉得全身疲倦。我跟她说，她这种就是典型想太多，过于杞人忧天的表现，本来查出个肺结节也不是什么大事，她自己硬是把"结节"变成了"心结"。

《黄帝内经》说："怒伤肝，喜伤心，忧伤肺，思伤脾，恐伤肾。"情志为五脏所主，不同的情志伤人，会影响相应的脏器健康。中医认为，肺在志为悲、为忧，所以过度悲伤或者忧虑可以损伤肺气。忧，即忧愁，也就是颓丧懊恼，沉闷不乐的表现。当人忧愁不解引起情志郁闷，精神不振的时候，必然导致肺气不利而发生病变，出现气短、干咳、咯血、音哑等症状。而悲是忧的进一步发展，是由于哀伤而产生的一种情态，表现为面色惨淡，神气不足。悲忧过度都会伤及到肺，所以有"过悲则伤肺，肺伤则气消"的说法。就像本章节提到的黄女士，其实肺结节并不是什么大病，但她老为这个事情忧愁、烦恼，几个月下来，肺气就虚了，卫外功能出了问题，抵抗力差了，就容易感冒，容易疲倦。

人之所以会对"肺结节"产生"心结",归根结底是因为他们对这个疾病了解得不够彻底,陷入了一些认识误区。

误区一:肺结节＝肺癌

许多人认为肺结节＝肺癌,过度担忧,整天愁眉不展、坐立不安。其实,大可不必这样着急和悲伤,我们在前面的章节中也已经反复强调过,绝大部分结节是良性的。退一万步来讲,即使体检发现的结节是恶性的,一般也是早期的,通过手术切除就能达到治愈的目的。

误区二:不重视、不复查、不随诊

有些人存在侥幸心理,认为既然绝大部分肺结节都是良性的,再加上自己也没有明显的症状。因此,发现肺结节之后不予重视,置之不理。等到出现症状的时候,来医院一查,发现是恶性肿瘤,才想起几年前的体检报告早已有预警,但自己却没有重视。肺结节恶变的概率虽然很小,但一旦发生就是百分之百。即使是专业的医生,也不能只根据一次的检查结果,就准确判断出结节的良性、恶性。而且就算当时的检查结果是良性的,但谁也没有办法保证它后面不会发生恶变。因此,只要查出肺结节,定期随访、复查是非常有必要的。

误区三:频繁复查肺部 CT

一般来讲,大部分肺结节只需要定期随访即可,只有一小部分需要进一步检查或者手术。究竟是随访还是手术,要由专业医生充分评估结节的良性、恶性后才能决定。医生可能会让患者 3 个月、6 个月,甚至 1 年才来复查 1 次,但有些患者会心存疑问,"那么长时间才让我来复查,万一长大了、癌变了咋办?"于是不听医生的话，擅自缩短复查的时间，1～2 个月就来复查，一年查五六次胸部 CT。医生给的随访周期是根据结节特点、患者自身情况、肿瘤生长相关理论等而定的，不是随口一说的。更何况，射线吃多了对健康有害无益。

误区四：盲目吃消炎药

定期复查、随诊对于肺结节的诊断和治疗是非常关键的。但总有些患者希望采取一些更为积极的处理方法，比如吃药。有些患者自己上网搜索以后，发现炎症反应可以引起结节，于是他们就自己买了一些抗生素来吃。殊不知，此"炎"非彼"炎"，抗生素只能治疗细菌感染引起的炎症，而绝大多数存在时间较长的肺结节并不能通过抗生素来消除，盲目服用抗生素不但无助于肺结节的治疗，反而会增加不必要的副作用。

总而言之，对肺结节，既不能掉以轻心，也没有必要过于恐慌，一切请听医生的，他们会根据每个患者的实际情况，制订最适合的治疗方案！

中医药在肺结节的防治上颇有成效，重视整体防治，有症状辨其证候，无症状调其体质。总的治疗原则为扶正祛邪，以正虚为本，重在扶正以健脾补肺；以痰瘀为标，祛痰化瘀以解毒散结。由此出发，也诞生了许多辅助治疗肺结节的药膳。

◇太子参玉竹鸭

材料：太子参 15 克，玉竹 15 克，鸭肉适量。

做法：将太子参、玉竹洗净，与鸭肉块同放砂锅中，共炖至熟。

功效：健脾益气、润肺止咳，可用于肺结节，伴有咽干易嗽、心烦口渴、肺燥干咳者。

◇鱼腥草母鸡汤

材料：鲜鱼腥草 200 克，小母鸡 1 只。

做法：将鱼腥草洗净切成小段。小母鸡去净毛和肠脏后切成块状，与鱼腥草一起放入锅内，加适量清水，炖至烂熟。

功效：清热解毒、消肿除痰，可用于肺结节热毒壅盛，咳嗽痰多者。

此外，艾灸能增强肺的宣发能力，一方面能够让肺气运行正常，散掉肺结节；另一方面还能祛邪外出，肺主皮毛，肺的宣发能力强，毛孔就能开合自如，痰湿、瘀血等就能顺畅排出。肺结节患者可以灸中府和云门这两个穴位。

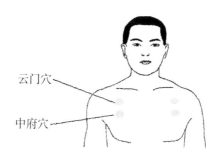

云门穴

中府穴

◇中府穴是手太阴肺经的第一个穴位，也是肺脏的募穴，即肺脏精气汇聚的地方。灸之，能宣肺理气，特别适用于痰浊阻肺以致肺失宣降、气机失常的病症。

◇云门穴为肺脏脉气所发之处，内应肺脏，可调畅肺脏气机，故有宣肺止咳、化痰散结之功。

【沈老专家温馨提示】

太子参又称孩儿参、童参，是一种以慢补著称的"补品"，有类似人参的作用，但与人参又有不同之处。其性味甘而微苦，药性平稳，功擅补气生津，健脾养胃，尤以清补、平补而见长，可治疗阴虚、津伤引起的食少倦怠、咳嗽痰少、心悸不眠等病症，尤其适合慢性病患者食用，对于那些体虚而经受不住强效滋养药物的人最为适合。现代药理研究也已经证明太子参对机体具有适应原样作用，既能增强机体对各种有害刺激的防御能力，还可增强人体内的物质代谢。太子参虽好，但不适合表实邪盛者食用。我们可以简单把表实邪盛者理解为有实证的人。

第十二章　新冠肺炎防治，中医来支招

中医治疗"疫病"的历史源流

中医治疗瘟疫已经有 2000 多年的悠久历史，早在殷商时期就已经有关于"瘟疫"的相关文字记载，如周代《礼记·月令》曾提到"孟春行秋令，则民病大疫"，说明疫病的发生与气候反常有密切关系。《黄帝内经》也曾记载"五疫之至，皆相传与，无问大小，病状相似"，明确提出了疫病具有传染性和流行的特点。从《史记》起到明朝末年，仅正史就记载了 95 次疾病大流行，魏晋和明末曾出现两次人口曲线低谷，显然与疫病有关。《清史稿》关于疫病的记载更是多达 100 多次。在西医还没有传入我国之前，中医完全承担了治疗瘟疫的重任。在与疫病的长期斗争中，也涌现了一大批中医界的能人志士，东汉末年张仲景、晋代葛洪、宋代张从正、金代李东垣、元朝朱丹溪、明朝医家吴又可……千百年来的抗疫实践证明，中国人运用传统中医药对瘟疫的治疗方法是非常有效的，即使是在科学技术、信息技术高度发达的现代社会，中医药在预防和治疗现代瘟疫中仍然发挥着重要的作用。

《瘟疫论》说："瘟疫之为病，非风非寒，非暑非湿，乃天地间别有一种异气所感。"什么意思呢？意思就是说具有强烈传染性的邪气（又称"疠气""毒气""异气""戾气"等）可以引起瘟疫。按照现代医学的话说，这种邪气其实就是肉眼看不见的病原微生物，比如细菌、病毒、立克次体等。瘟疫通过空气、饮食或者直接接触而传染，此即所谓瘟疫之邪"自口鼻而入"，具有发病急暴，病情较重，症状类似，互相传染的特点。如果不及时预防治疗，常常引起大流行。

在全球传播将近3年之久的新型冠状病毒肺炎（简称新冠肺炎）也属于中医"疫病"范畴，就是我们通常所说的瘟疫。新型冠状病毒（简称新冠病毒）就是我们前面提到的"疠气""毒气""异气"。时疫邪毒由口鼻而入，肺经受邪，肺部产生大量的痰湿水饮，堵塞肺部各个通道，宣发肃降功能失常，造成患者呼吸困难、咳嗽不止。肺气不宣，致使血液运行、津液输布异常，无法濡养四肢肌肉，引起乏力、疲倦。正气奋起抗邪，与时疫邪毒斗争，正邪交争，故发热。鼻塞不通，则嗅觉失灵。

我国传统中医药在防治瘟疫中具有重要的地位和作用。在防控新冠疫情的过程中，中医药逐步积累了丰富经验，在减轻咽痛、发热、咳嗽等症状、控制病情进展等方面具有疗效，尤其在易感人群的预防和治疗方面起重要作用。

《黄帝内经》中说："药之不及，针之不到，必灸之。"我国艾灸用于疾病防治的历史悠久，可以上溯到春秋战国时期。同样艾灸在防治瘟疫中也起着举足轻重的作用，被历代医家所青睐。艾灸，是用艾绒燃烧时产生的热量来刺激体表穴位或特定部位，通过激发经气的活动来调整人体紊乱的生理生化功能，从而达到防病治病目的的一种治疗方法。具有适应证广、医疗费用低、起效迅速、简便易行等优势，在家就可以做，在新冠疫情防控期间更加适用。一方面，通过灸相应的穴位可以增强人体免疫力，达到未病先防的目的。"正气内存，邪不可干"，免疫力强的人在一定程度上能抵御新冠病毒的入侵。另一方面，艾叶燃烧产生的烟雾有杀菌消毒的作用。

常用穴位：肺俞、足三里。

肺俞位于人体背部，第三胸椎棘突下，后正中线左右旁开两横指处。

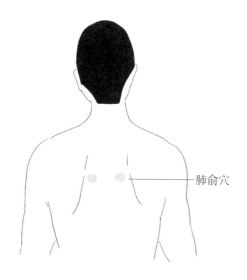

足三里位于小腿处，膝盖骨外侧下方凹陷处往下约四横指，按压有非常强的麻胀感。

操作方法：将艾条的一端点燃，对准应灸的腧穴部位或患处，距皮肤 1.5 ～ 3 厘米，进行熏烤。局部有温热感而无灼痛为宜，一般每处灸 5 ～ 7 分钟，至皮肤红晕为度。每天 1 次。

【沈老专家温馨提示】

艾灸的时候，人体毛孔、腠理、经络、穴位都是开放的，如果一灸完就吹空调、吹风扇，寒气会顺着肌肤腠理进入人体内部，对身体造成伤害，容易引起头痛、发热、后背发凉、腹痛、腹泻等不良反应。艾灸 2 ～ 3 小时后才能使用空调，而且温度应该控制在 27 ℃ ～ 28 ℃，也不能对着吹。

治疗新冠肺炎应当扶正祛邪

《黄帝内经》说："正气存内，邪不可干；邪之所凑，其气必虚。""扶正祛邪"是中医治疗疾病的重要理论方法。"扶正"，即扶助正气，也就是提高人体对疾病的抵抗能力，用医学专业用语来说就是提高人体的免疫力。"祛邪"，即祛除邪气，也就是祛除外来的致病因素。在"扶正祛邪"的基础上，中医还发展形成了"未病先防，既病防变，愈后防复"的防病抗疫理念和方法。

新冠肺炎是一种传染性很强的呼吸系统疾病，其发病急骤，来势凶猛，传染性强，易于流行，主要通过飞沫、接触等途径在人群中传播，人群普遍易感。《素问·刺法论》说："余闻五疫之至，皆相染易，无问大小，病状相似，不施救疗，如何可得不相移易者？岐伯曰：不相染者，正气存内，邪不可干，避其毒气。"可见古人强调"避毒气"是未病先防的前提，就是我们现在主张的首先要重视隔离，做好个人防护，场所消杀，保持周围环境的洁净，以最大限度隔离病毒接触人体。隔离虽然给大家的日常生活带来了极大的不便，但这是阻断新冠传播最有效的办法。如果感染新冠病毒的人不多，那么医护人员就有足够的精力来充分救治每一名患者，死亡率才会大大降低。试想一下，短时间内突然有几千人要住院治疗，医疗机构压力骤增，场所不够，医护人员也不够，医护超负荷工作，也没有办法全面地照顾到每一个人。所以说，隔离的目的就是阻止传染病的暴发，为健康医护工作人员、科研工作人员争取时间，从而最大限度地为大家的健康保驾护航。

上文我们提到"正气存内，邪不可干"，早在两千多年前，古人就已经认识到，在疫毒邪气面前，增强自身的免疫力至关重要。那要怎么扶助正气呢？要保持饮食清淡，营养丰富均衡，多饮水；养成规律作息、不熬夜；做好精神调节，保持心态平衡，不过度焦虑和烦躁，不与外人起争执；居家练习太极拳、八段锦等中医传统养生项目或室内轻柔的瑜伽强身健体、宁心静气。保持阴阳平和，正气充盈，充分发挥人体防御外邪作用。

"扶正"无非就是从饮食、精神、运动等方面入手，那"祛邪"该怎么做呢？中医在长期的发展中，也形成了许多防疫祛邪的治疗方法。

◇防疫香囊

佩带香囊属于香佩疗法的一种，最早可以追溯到两千多年前，民间认为此物既可作为一种配饰，也可以起到祛邪辟秽、保健防病的作用。现代研究认为中药香囊里中药浓郁的香味散发，可在人体周围形成高浓度小环境。一方面，中药成分可通过呼吸道进入人体，芳香气味能够兴奋神经系统，刺激鼻黏膜和机体免疫系统，促进抗体生成，提高身体抗病能力。另一方面，中药的挥发成分经鼻吸入，对呼吸道内寄留的某些病原微生物有抑制作用，可以减少和减轻上呼吸道感染的发生。

给大家分享一下国医大师周仲瑛教授的防疫香囊配方：藿香 10 克，苍术 10 克，白芷 10 克，草果 10 克，菖蒲 10 克，艾叶 10 克，冰片 10 克。本方依据藿香正气散、卫生防疫宝丹化裁而来。可以用旧的衣服布料裁剪自制香囊袋，将以上药方中的各味药材研末，粗末、细末皆可，混合均匀，装入自制香囊袋内即成。

艾叶在传统中医药防疫中的应用历史十分悠久。将艾叶燃烧后取其烟气热熏以达防疫病目的，因其起效快、作用范围广，在各时期疫病的防治中得到广泛应用。春秋时期，《庄子》中就有记载"越人熏之艾"。东晋时期葛洪著《肘后备急方》说："断瘟疫病令不相染，密以艾灸患者床四角，各一壮，佳也。"说明以艾叶熏蒸达到消毒隔离的作用已有广泛应用。曾有研究报道，艾烟熏 30～60 分钟对金黄色葡萄球菌、乙型溶血性链球菌、大肠埃希菌、白喉棒状杆菌、伤寒沙门菌、副伤寒沙门菌、结核分枝杆菌、铜绿假单胞菌等 14 种致病菌有不同程度的杀灭作用，对腺病毒、鼻病毒、腺炎病毒、流感病毒、疱疹病毒等也有一定的抑制作用。使用艾叶烟熏进行室内消毒，先关闭门窗后，在无人条件下，室内空旷的环境中固定艾条，点燃后密闭熏燃 1 小时，消毒完成后开窗户以保持空气流通，一周 3 次即可。

在艾烟熏燃过程中注意防火，远离易燃物；严禁在喷洒酒精之后点燃艾条；艾条熄灭后应检查是否留有余温，防止复燃。

居家隔离的情绪管理

疫情防控期间，我们原有的生活节奏被打乱。线上学习、居家办公、交通管制……给我们的心理健康带来不少挑战，出现了各种各样的心理问题。

◇焦虑恐慌：身为普通人的我们，没有办法预知疫情何时会停止，不知道会不会被传染，也不知道自己的课业、研究、假期乃至求职会不会受到干扰。在大量的不确定和失控状态下，人们就容易陷入焦虑恐慌的情绪中。

◇愤怒不满："为什么他们不遵守防疫规定，却要我们一起承担后果，""为什么疫情这么严重，还是有很多人不戴口罩，到处乱跑"……我们会产生这些想法，通过指责他人来释放自己愤怒不满的情绪。

◇孤独无助：疫情给人们的日常生活带来的一大改变就是社交方式与社交距离的变化。当线上会议、网络课程、居家办公成为常态，人与人之间面对面的交流越来越少，距离也越拉越远，孤独无助感就油然而生。对于被隔离的人们来说，空间封闭，自我环境控制力也被限制，孤立无援的孤独感与恐惧感更加容易被扩大。

◇抑郁低落：疫情当下，工作、学业、家庭……难免受到负面影响，低落、抑郁，甚至绝望往往是我们面临挫折与负面影响下的本能反应。

《素问·上古天真论》说："恬淡虚无，真气从之，精神内守，病安从来？"意思是说摒弃私心杂念，保持内心安宁，达到恬静淡泊、心神自宁的最佳精神状态，有助于防御疾病、保持身心健康。当人体处于不良情绪中，脏腑功能便会失调。百病生于气也，怒则气上，喜则气缓，悲则气消，恐则气下。所以，面对疫情既要重视防护，同时也应放松心情，保持愉悦乐观的心态，注意精神调摄，使人体气机通畅，百病皆去。若久居室内，不便外出，时感胸闷，可以轻轻按压或轻叩膻中穴，用声带发"呵"字音，发"呵"音6次为一个周期，可依据身体状况，连续发声3～6个周期，能够起到振奋心肺之阳、畅达胸中气机作用。

"思则气结，劳则气耗"，气血是人体运行的根本，"养心调气"也是应对缓解负面情绪的方法之一。八段锦、太极拳、五禽戏、六字诀等中医传统养生功法，可通过调畅呼吸，推动气血运行，转移焦虑情绪。此外，还可通过五音疗法，时常聆听一些节奏舒缓、曲调优美的音乐，也可以帮助我们舒缓情绪，缓解焦虑，避免应激，增强体质，抵御病毒。练习简易呼吸吐纳法也有益身心健康。先取一个舒适的体位：坐位或盘腿坐位；然后全身放松，凝神定气，气沉丹田；接着慢慢地吸气，慢慢地呼气。建议每天两次，每次半小时以上。

总之，当我们在面对外界环境变化时，产生负面情绪是非常正常的。我们要允许自己接纳这些负面情绪，进行心理上的自我引导和积极暗示，学会通过各种办法转移注意力，排解不良情绪。对疫情做到"心中有数"，认真了解官方媒体关于新冠病毒的报道，不轻信某种传言。也要认真了解相关的科学报道，化恐慌为认真、科学、适度的个人防护。

【沈老专家温馨提示】

如果实在是没有办法排解自身的消极情绪，可以拨打心理援助热线，寻求专业人士的帮助，缓解负面情绪，预防与减轻疫情所致的心理困顿，防范心理压力引发的极端事件。